健康素养系列丛书

常见妇科病防治常识

丛书主编　邹志江

丛书副主编　刘亦文　万德芝　王少臣

丛书编委　（按姓氏笔画顺序）

万　娟　万德芝　王少臣　卢小凡　付　恺

许乐为　刘亦文　邹志江　陈国安　吴寒冰

杨　冰　欧阳宗保　张　莉　徐雅金　龚小平

黄迅前　曾庆勇　熊　丽　戴岳华　瞿　园

本书主编　张　莉　闫锦秀

江西科学技术出版社

前　言

健康是促进人的全面发展的必然要求，是国家富强和人民幸福的重要标志。习近平总书记指出，没有全民健康，就没有全面小康。党的十八届五中全会从协调推进“四个全面”战略布局出发，提出“推进健康中国建设”的宏伟目标，江西省人大十二届五次会议通过的政府工作报告中提出的“推进健康江西建设”，充分体现了党和政府以人为本、执政为民的理念，凸显了党和政府对维护国民健康的高度重视与坚定决心。

随着国家经济的发展，人民生活水平的提高，如何提高国民的健康素养，有效增进国民的健康水平，是迫在眉睫的重大问题，而这个问题的改善需要社会各界有识之士共同努力。

在增进健康的努力中，人们往往过分依赖于医生、药物和医疗设施，却很少重视自身在增进健康中的主导作用，常常自叹工作忙而忽视自我保健，以致产生许多本来可以预防和避免的疾病；部分本来可以根治的疾病，也因此失去了治疗良机，导致健康水平的降低。在日常生活中，有些人被疾病折磨了几十年，仍对自己所患的疾病一无所知，或者知之甚少，把疾病康复的希望全部寄托在医生身上。实际上，医生并不是疾病预防和康复的主体，真正的主体是自己。就拿冠心病来讲：高胆固醇饮食、吸烟、肥胖、高血压和紧张情绪等均是引起和加剧冠心病的危险因素，而这些心理和行为因素都属于可以通过行为方式的改变而消除的危险因素。至于疾病的康复手段和方法，除了药物外，诸如运动、饮食等养生保健方法，更是医生所替代不了的。

依靠自己的主观努力，积极采取一切可以促进健康的自我保健方法，积极配合医生，同不健康、虚弱、疾病、衰老作斗争已越来越被人们所重视。另外，随着国家医疗体制改革进一步深化，医疗保险制度的普及和完善，人们迫切需要一套能比较系统、全面指导预防、医疗、保健、康复的医学科普书籍。为此，我们组织医学专家撰写了这套《健康素养系列丛书》，力求以通俗易懂的文字，把人们日常生活中最常见而又容易忽视的健康知识奉献给关心和爱护健康的人们。

《健康素养系列丛书》为人们防治常见病、慢性病提供了行之有效的自我保健方法，对提高生活质量作了精辟论述，是一套有别于医学专业书籍的新颖的科普知识系列读本。本丛书面向基层，面向群众，通过阅读，使读者能在自己的努力下，进行自我强身，以增强体质，减少疾病；一旦患病，以利尽早发现，及时治疗，早日康复，将疾病带来的损害降至最低限度；讲究实用，力求做到易读、易懂、易操作。一书在手，犹如请了一位家庭医学顾问。

限于水平与时间，本套丛书不足之处在所难免，望广大读者批评、指正。

目录

CONTENTS

第一章　女性生殖系统生理特点

第二章　阴道炎的防治

第三章 宫颈炎的防治

第四章 盆腔炎的防治

第五章 月经失调的防治

第六章 宫颈癌的防治

第七章　子宫内膜癌的防治

第八章　子宫肌瘤的防治

第九章　人工流产与知情选择避孕方法

第十章　乳房保健

第十一章　更年期保健

第一章

女性生殖系统生理特点

1 新生儿与儿童期生殖系统生理特点

由于受母体雌激素的影响，有个别的女性婴儿可能发生少量的阴道出血，这是正常的生理现象。

儿童期是从新生儿满 28 天到 10 ~ 12 岁左右这段时间，这个时期女孩的生理特点就是生长快，但生殖系统仍处于幼稚阶段。

2 青春期生殖系统生理特点

世界卫生组织定义青春期年龄范围为 10 ~ 19 岁。青春期是由儿童发育到成人的过渡时期，青春期开始的年龄因人而异，大约在 8 ~ 13 岁左右开始发育，平均为 11 岁，但有较大的个体差异。处在青春发育期的女孩，在神经内分泌系统影响下，无论从身体上还是从心理上都会发生很大变化。卵巢开始分泌女性激素，除了生长非常快之外，就是第二性征的出现和月经来潮，第二性征的发育表现是乳房发育、阴毛腋毛生长、皮下脂肪丰满等。生殖系统逐渐发育成熟，青春期结束时，躯体已基本不再生长，性腺发育也基本成熟，具有生育能力。

3 性成熟期生殖系统生理特点

性成熟期也称生育期，自 18 岁开始，持续约 30 年，这一时期卵巢功能成熟，有周期性排卵、分泌性激素和规律的月经，乳房、生殖系统以及身体各部分均发育成熟，是女性生育能力和性功能最旺盛的时期。受孕以后，身体各器官发生很大变化，生殖器官的变化尤为突出。

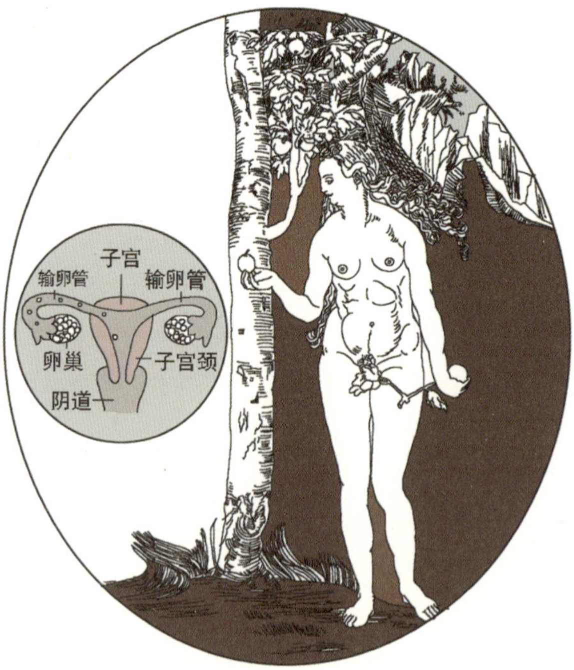

4 围绝经期（更年期）女性生殖系统生理特点

围绝经期就是更年期。这个时期是女性从生育功能旺盛走向衰退的过渡期，这是一个逐步变化的过程。围绝经期是月经开始紊乱逐渐到绝经以后的一段时间，继而进入老年期。围绝经期最明显的表现是月经周期不规律，来月经的时间或缩短或延长，月经血量有时增多，有时减少，一直到绝经。一年不来月经称绝经。围绝经期体内雌激素分泌的减退引起身体自主神经功能的紊乱，出现一组症状群，叫更年期综合征。

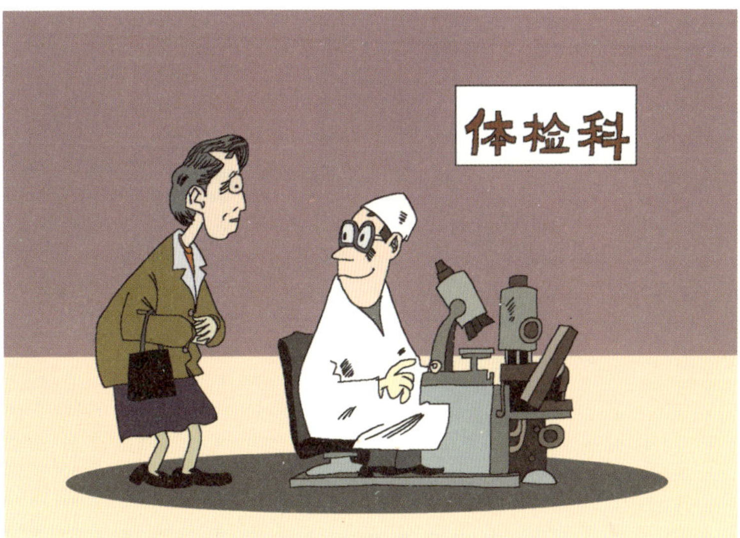

5 老年期女性生殖系统生理特点

世界卫生组织对老年人的年龄定义为65岁以上，我国一般以60岁为界限。老年女性的特点是卵巢功能进一步的衰退，雌激素分泌处于很低的水平，这个时候老年人不单纯是由于卵巢分泌激素的功能衰退，而是身体的各个器官功能整体的衰退，很容易患一些退行性疾病和心血管疾病。所以，在老年期更应该重视保健，定期进行身体检查，及时发现异常情况进行治疗。

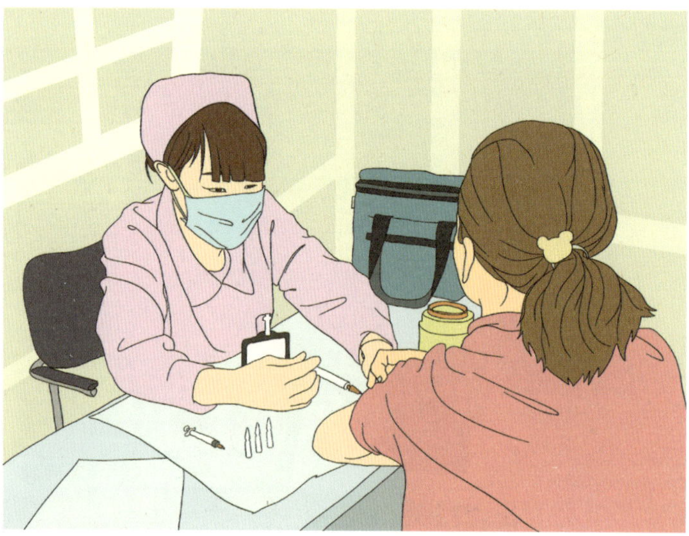

第二章

阴道炎的防治

1 阴道炎是怎么回事

阴道炎是由不同的病因引起的多种阴道黏膜炎性疾病的总称。在正常生理状态下，阴道的组织解剖学及生理特点形成了自然的防御外界微生物侵袭的功能。如果该功能遭到破坏，则病原菌即可乘虚而入，借种种因素会引阴道炎症。阴道炎是最常见的女性生殖器官炎症，各个年龄阶段都可以患病。阴道炎的共同特点是阴道分泌物增加及外阴瘙痒，由于炎症的病因不同，分泌物的特点、性质及瘙痒的轻重也不同。

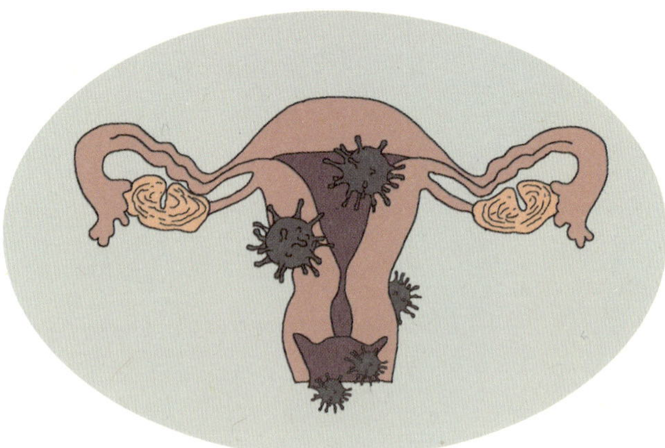

2 滴虫阴道炎是怎样传染的

滴虫阴道炎是由阴道毛滴虫引起的。阴道毛滴虫的适应性很强，在半干燥的环境中大约能生存10小时，3～5℃的温度下能够生存21天，在普通的肥皂水中也能生存45～120分钟。所以，滴虫阴道炎在女性中是很常见的一种妇科病。滴虫性阴道炎可以通过直接传染和间接传染。直接传染：通过性交将病原体直接传染给对方；间接传染：通过浴池、游泳池、病原体污染的衣物和器具间接传染。

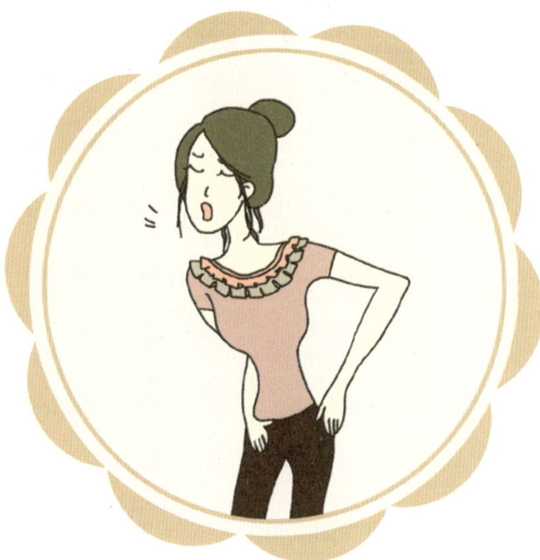

3 患滴虫阴道炎的主要症状有哪些

患滴虫阴道炎的主要症状有：白带增多，白带像稀薄的泡沫状，有臭味，同时外阴瘙痒，瘙痒部位主要在阴道口及外阴，并且有灼热、疼痛的感觉，性交时也有疼痛。如果尿道口有感染，会尿频、尿痛，有时还会出现血尿。

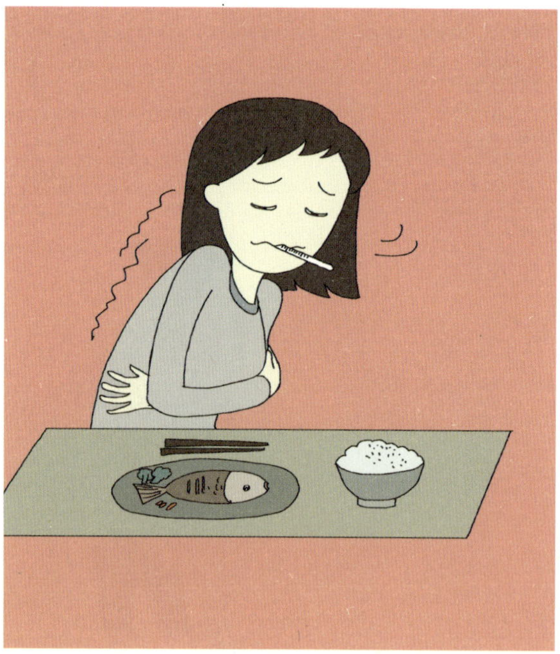

4 念珠菌阴道炎（真菌性阴道炎）是怎样传染的

念珠菌阴道炎民间俗称真菌性阴道炎。真菌性阴道炎是由一种白色念珠菌感染引起的。与滴虫恰恰相反，念珠菌在酸性环境中特别容易生长繁殖。容易患真菌性阴道炎的女性多见于孕妇、糖尿病患者、接受了大量雌激素治疗者、长期应用抗生素者以及其他一些原因造成会阴局部的温度及湿度增加者。念珠菌除了寄生在阴道内，还寄生在人的口腔、肠腔，所以，人体可以自身传染，这也可以通过性交直接传染或接触感染的衣物间接传染。

5 患真菌性阴道炎后有哪些症状

患真菌性阴道炎后主要的症状有：白带增多，白带像豆渣或酸奶酪一样，外阴奇痒、灼痛，严重时坐卧不安。

如何治疗真菌性阴道炎：真菌性阴道炎的治疗方法有全身用药和局部用药。全身用药：通常是在局部用药治疗无效的情况下，口服氟康唑 150 毫克，一日一次，只服一天；或者服酮康唑类药每日一次，3 ~5 天一个疗程。并且，丈夫也应同时治疗。局部用药：是阴道深部用药的治疗方法。以 2% ~4% 碳酸氢钠液冲洗阴道，然后用达克宁栓或米可定泡腾片从阴道深部塞入，每晚 1 次，连续用 7 ~10 天。

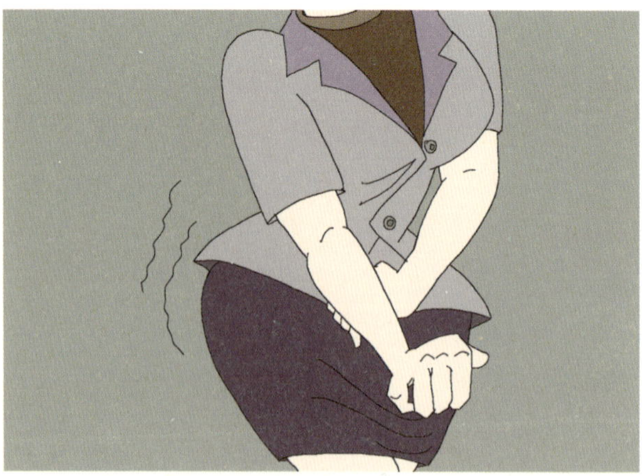

6 真菌性阴道炎治疗的注意事项

①妻子患真菌性阴道炎后，丈夫应同时治疗；

②真菌性阴道炎可通过性交传染，在治疗期间应避免性生活或性生活时戴避孕套。

③不要滥用抗生素，因为抗生素可杀死阴道内的正常细菌，造成菌群失调，会有利于念珠菌的生长繁殖；

④长期使用抗生素、雌激素、皮质类固醇激素治疗疾病的女性，如反复发作真菌性阴道炎，应考虑停止使用以上药物；

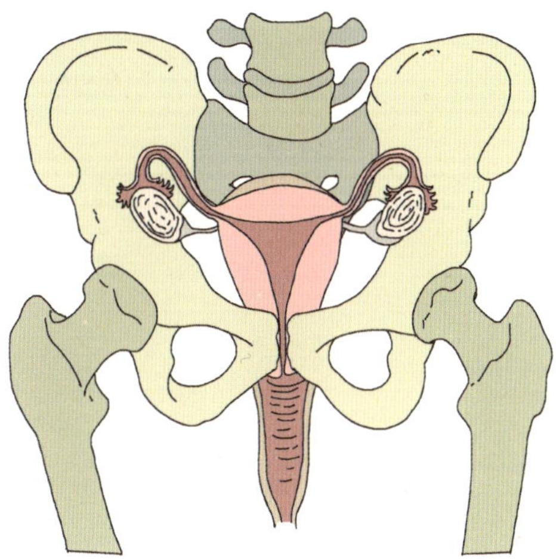

⑤“脚气病”、灰指甲是重要的传染源。家庭中有人患念珠菌、真菌类感染的疾病，一旦传播到阴道，则成为念珠菌性阴道炎。

7 细菌性阴道病是怎样引起的

细菌性阴道病是因为正常寄生在阴道内的细菌生态菌群平衡失调，阴道内乳杆菌减少，而使其他细菌大量繁殖而引起的阴道炎。

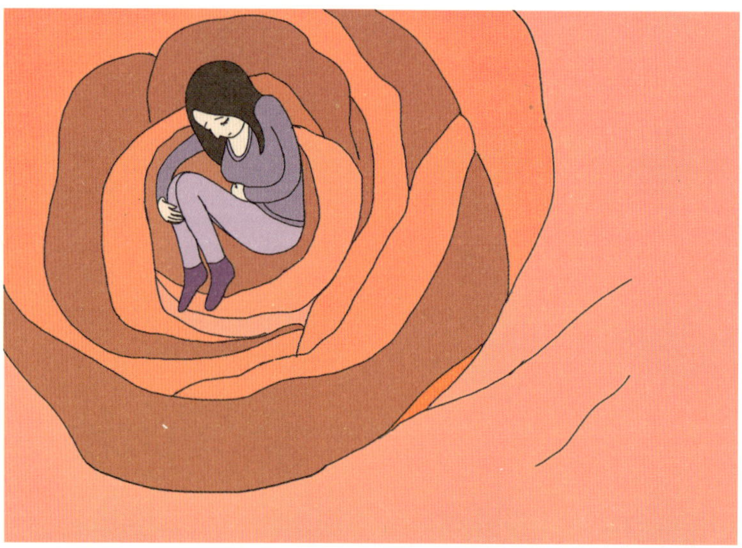

8 细菌性阴道病有哪些症状

细菌性阴道病的患者 10% ~40% 没有症状。有症状的患者主要有阴道分泌物增多，有恶臭味，伴有轻度的外阴瘙痒或烧灼感，分泌物呈灰白色。

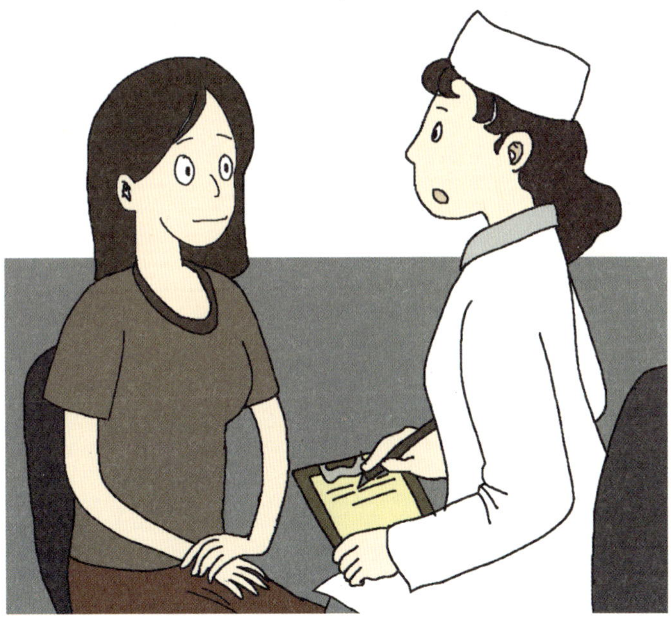

9 引起老年性阴道炎的病因有哪些

老年性阴道炎多见于绝经后的老年女性。主要原因是由于卵巢功能衰退，激素分泌不足而引起的生理防御机能降低，使致病菌乘虚而入引起感染。由于卵巢功能衰退，激素分泌不足，阴道上皮变薄，阴道皱襞消失，因此，又称“萎缩性阴道炎”。

10 患老年性阴道炎后有哪些症状

患老年性阴道炎后白带增多，白带像黄水样，严重的有血样脓性白带，外阴有瘙痒和灼热感。对有血性白带的女性，应做宫颈刮片，必要时做子宫分段诊刮以排除子宫的恶性病变。

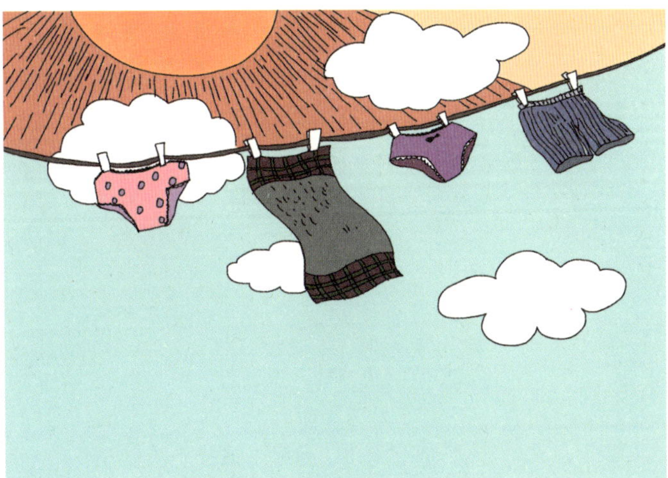

11 幼儿阴道炎是怎样引起的

幼儿阴道炎多见于1～5岁的婴幼儿。常是因穿着开裆裤或者光屁股在地上坐爬，或阴道内进入了异物，而引起阴道发炎。引起幼儿阴道炎的病原体也可以是患儿的母亲或是污染的衣物传染。

12 幼儿阴道炎的症状有哪些

幼儿患阴道炎后阴道分泌物增加，分泌物呈脓性，外阴有痛痒，患儿烦躁不安或用手搔抓外阴。由于幼儿的阴道还没有发育，在检查时可以通过肛门的检查来了解阴道是否有异物或肿瘤。

13 如何预防阴道炎

①浴巾、浴盆等个人卫生用品要专人专用；

②养成每天清洗外阴和换洗内裤的好习惯，内裤洗净后要在阳光下晒干；

③患阴道炎的女性不要到公共浴室洗澡和到公共游泳池游泳；

④家庭中切不可将鞋袜与其他衣物用一个盆子或一齐放入洗衣机共洗；

⑤不要长时间穿紧身的牛仔裤、健美裤、尼龙丝连裤袜、尼龙或腈纶三角裤，因为这些布料透气性能差，不利于会阴部皮肤呼吸。长期穿紧身裤袜，使细菌在密不透风、又温暖湿润的环境中生长繁殖，就容易造成阴道炎和泌尿道感染；

⑥科学洗外阴，正确的洗外阴方法应该是自前向后洗。许多女性是来回反复的擦洗，这样就容易将肛门处的致病菌带到阴道口和尿道口；

⑦大便后用手纸，也应自前向后擦拭肛门；

⑧注意月经用品的选购和储藏。不要买非正规厂家生产的卫生巾，不要买已过保质期的卫生巾。长时间不用的卫生巾应在阳光下曝晒后再用。

第三章

宫颈炎的防治

1 急性宫颈炎是怎么回事

急性宫颈炎是指从子宫颈外口直到子宫颈内口的子宫颈黏膜、黏膜下组织发生的急性感染，引起急性宫颈炎的病原菌主要是细菌，常见的细菌有葡萄球菌、链球菌、大肠杆菌、淋球菌及厌氧菌等。患急性宫颈炎的主要症状有：白带增多、呈脓性，有臭味；下腹坠胀不适，腰背痛，同时伴有尿频、尿急、性交痛。如果是淋球菌感染，症状更加明显，往往白带呈黄色脓性，同时并发急性尿道炎、阴道炎、子宫内膜炎，有不同程度发热及白细胞增多。

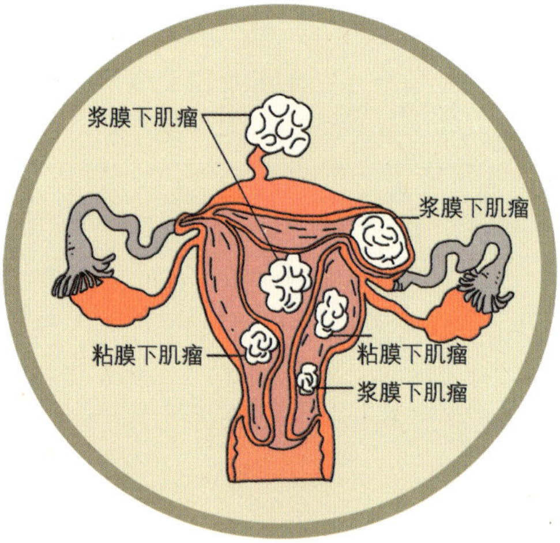

急性宫颈炎的治疗主要是针对病原体，对症下药。全身用药和局部用药相结合，治疗的原则是及时、足量、规范、彻底，同时治疗性伴侣。

2 慢性宫颈炎是怎么回事

慢性宫颈炎是一个多病因的慢性病理过程，长期慢性刺激和手术操作损伤是慢性宫颈炎的主要诱因。分娩、流产和手术损伤及不洁性生活可引起宫颈微小的裂口。这些微小的损伤可以成为病原菌入侵的门户。子宫颈长期浸泡于阴道炎的白带中，致使鳞状上皮脱落，为病原菌侵入创造了条件；另外，用高浓度的酸性或碱性溶液冲洗阴道或放入腐蚀性较强的药物栓剂，亦可引起宫颈炎症。

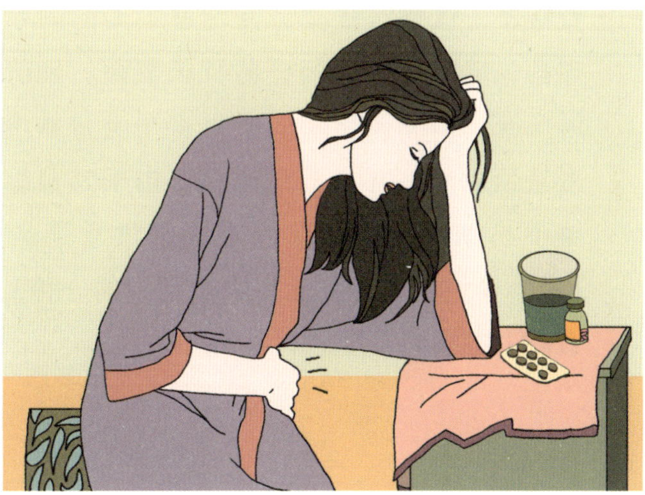

3 引起慢性宫颈炎的原因有哪些

慢性宫颈炎多由急性宫颈炎转变而来。引起宫颈糜烂的原因很多，子宫颈生理上的变化和解剖位置，容易遭受各种物理、化学等因素的刺激，特别是创伤、激素、细菌和病毒感染，使子宫颈上皮细胞增生活跃及变异，向癌前期病变发展，而后转化为癌。

急性宫颈炎治疗不彻底，病原体隐藏于宫颈黏膜内形成慢性炎症，多见于分娩、流产或手术损伤宫颈，病原体侵入而引起感染。有的患者没有急性宫颈炎症状，直接发生慢性宫颈炎。慢性宫颈炎的病原体主要是葡萄球菌、链球菌、大肠杆菌及厌氧菌。目前沙眼衣原体及淋病奈氏菌感染引起的慢性宫颈炎日益增多。病原体侵入宫颈黏膜，并在此处潜藏，由于宫颈黏膜皱襞多，感染不易彻底清除，往往形成慢性宫颈炎。慢性宫颈炎（宫颈糜烂）是妇科疾病中最常见的一种，已婚女性中半数以上均不同程度患有此病。

4 慢性宫颈炎有哪些表现

阴道分泌物增多。有的分泌物呈乳白色黏液状，有时呈淡黄色脓性，伴有息肉形成时容易有血性白带或性交后出血。当炎症沿宫骶韧带扩散到盆腔时，可有腰骶部疼痛、盆腔部下坠痛等。有的妇女则无任何不适。

宫颈表现为宫颈糜烂、肥大、息肉、腺囊肿和宫颈黏膜炎（或称宫颈管炎）。医生会根据宫颈面积病变的大小将宫颈糜烂分为轻度、中度和重度。轻度指糜烂面小于整个宫颈面积的1/3；中度指糜烂面占整个宫颈面积的1/3～2/3；重度指糜烂面占整个宫颈面积的2/3以上。根据糜烂的深浅程度可分为单纯型、颗粒型和乳突型3型。

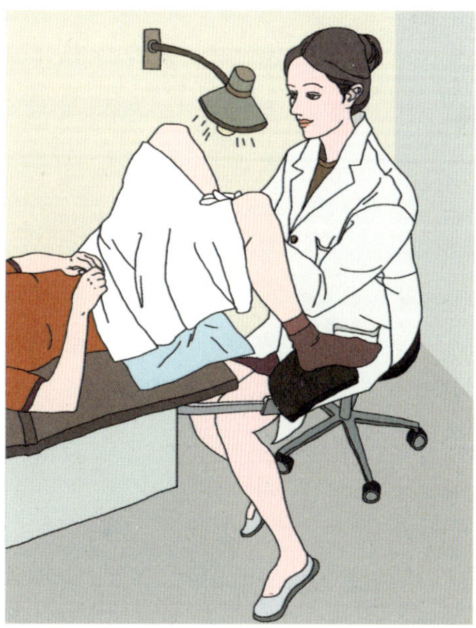

5 宫颈柱状上皮异位是怎么回事

阴道镜下表现为宽大的转化区及内侧的柱状上皮，也可能是病理性的，如炎症时的宫颈柱状上皮充血、水肿，或宫颈上皮内瘤变（又称宫颈上皮非典型增生）以及宫颈癌的早期表现。对存在宫颈糜烂样表现者，需做宫颈刮片排除宫颈上皮内瘤变以及宫颈癌；有充血、水肿者需进行感染的相关检查。宫颈糜烂样改变只是妇科检查时一个常见的体征，是否需要治疗需要根据具体情况而定。生理性柱状上皮异位一般可不予处理，但由于覆盖宫颈阴道部的单层柱状上皮具有分泌功能，而且质脆，有些患者表现为分泌物增多及性交后出血，对有症状的患者可给予物理治疗，如激光、微波、冷冻治疗。对生理性柱状上皮异位合并感染者或者糜烂样改变是因感染所致，需进行抗感染治疗。为了预防子宫颈癌的发生，应积极治疗慢性宫颈炎，定期进行妇科病普查。

6 慢性宫颈炎在治疗前要做哪些检查

慢性宫颈炎在治疗前应做以下检查：

①阴道分泌物检查（俗称白带检查）；

②宫颈细胞学检查（俗称防癌检查）；

③必要时进行阴道镜及宫颈活体组织病理检查。

在排除恶性病变及控制特殊性或非特殊性感染后，才能进行宫颈局部的治疗。

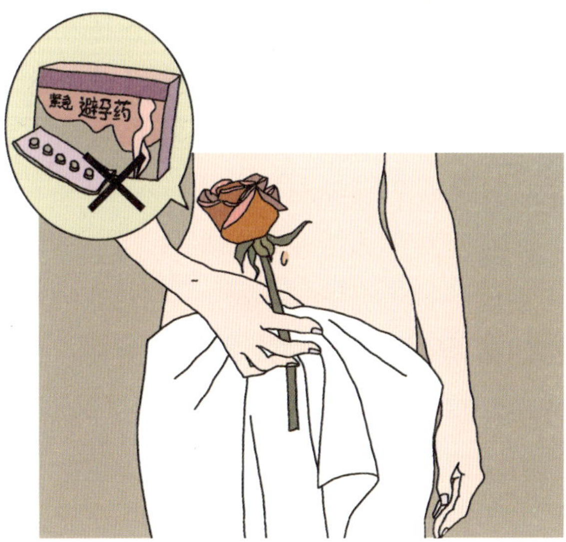

7 慢性宫颈炎物理治疗注意事项

①治疗前检查：在治疗前，一定要作宫颈细胞涂片和阴道镜检查，必要时作宫颈活检病理检查，排除癌症后再治疗宫颈炎；

②选择治疗时间：电凝、冷冻、激光三种物理疗法的治疗时间，应在月经干净后 3～7 天内进行。海极星聚焦超声治疗在月经的前、后 3 天均可进行。有急性生殖器炎症时所有物理疗法禁用；

③治疗后阴道排液出血：各种物理治疗的方法都有阴道分泌物增多，甚至有大量水样排液，在手术后 1～2 周脱痂时可有少许出血。也有少数病人脱痂时出血量较多，应及时到医院进行处理；

④注意个人卫生和禁性生活：不论是上药、物理疗法还是手术治疗宫颈糜烂，治疗后都应保持外阴清洁，在创面未完全愈合前应禁止性生活、盆浴、游泳和阴道冲洗。在创面尚未完全愈合期间（8 周内）禁盆浴、性交和阴道冲洗；

⑤定期复查：治疗后须定期复查，观察创面愈合情况直到痊愈。复查时应注意有无宫颈管狭窄。

8 慢性宫颈炎的预防措施有哪些

①避免过早性生活。青春期宫颈的鳞状上皮尚未发育成熟，性生活容易使鳞状细胞脱落而造成宫颈炎；

②搞好计划生育。避免过早、过多、过频繁地生育和流产。分娩和流产都会造成宫颈的损伤，为细菌的侵入提供机会；

③平时应注意经期、产褥期卫生，防止感染；尽可能避免手术操作损伤宫颈局部，如流产、放环、取环等；

④已婚女性月经期、孕期、分娩期、产褥期、哺乳期、更年期的卫生、保健十分重要。注意外阴及阴道清洁，避免在月经期、流产、产褥期、物理治疗术后，进行性生活，全孕期均应有所节制；

⑤丈夫包皮过长，包皮内及冠状沟内的污垢，是导致女方患病的重要因素。男性包皮过长，应行包皮环切术。男女双方都应注意性生活卫生，养成经常清洗外阴的习惯；

⑥宫颈炎有时与早期子宫颈癌难以用一般的方法加以区别。已婚女性每年最少应做一次宫颈涂片，进行宫颈细胞学检查，需要时做阴道镜或宫颈病理切片检查，以利早期发现异常，早期治疗。

第四章

盆腔炎的防治

1 什么是盆腔炎

女性内生殖器及其周围的结缔组织、盆腔腹膜发生炎症时称为盆腔炎。盆腔炎有急性和慢性两类。

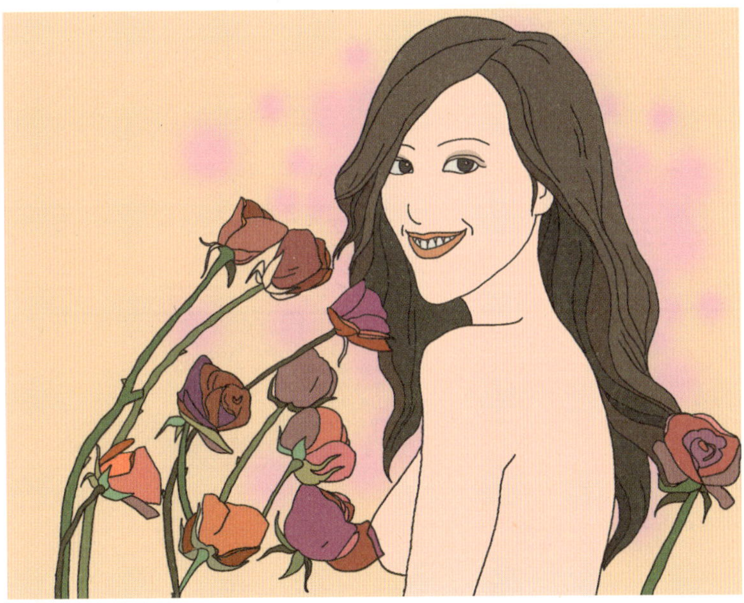

2 引起盆腔炎的主要病因有哪些

引起盆腔炎的主要病因有以下几点：

①生孩子后或流产后感染；

②月经期卫生不好，使用了不干净的月经垫、月经期性交等；

③感染了性传播疾病，不洁性生活史，早婚，多个性伴侣，性交过频等因素都可以导致传播疾病的病原体入侵，引起盆腔炎；

④子宫邻近器官的炎症直接蔓延引起盆腔炎，如阑尾炎、附件炎等；

⑤子宫腔内手术操作后感染，如刮宫术、输卵管通液术、子宫输卵管造影术等；

⑥子宫腔内安放节育器（避孕环）。

3 盆腔炎感染途径有哪些

①通过淋巴系统蔓延：细菌经过外阴、阴道、宫颈以及子宫体创伤的淋巴管，侵入盆腔结缔组织和内生殖器官的其他部位，这是产褥期（月子里）和放置宫内节育器（避孕环）后感染的主要途径；

②沿生殖器黏膜上行蔓延，病原体侵入外阴、阴道后，沿黏膜面经宫颈、子宫内膜、输卵管黏膜至卵巢及腹膜；

③经血液循环传播：病原体先侵入人体的其他系统，再经过血液循环感染生殖器，这是结核菌感染的主要途径；

④直接蔓延：腹腔其他脏器感染后，直接蔓延到内生殖器，如阑尾炎可以引起右侧输卵管炎。

4 引起盆腔炎常见的病原体有哪些

引起盆腔炎的病原体可以是单纯需氧菌、单纯厌氧菌或需氧菌和厌氧菌的混合感染，可伴有或不伴有性传播疾病的病原体。常见的病原体有：链球菌、葡萄球菌、大肠杆菌、厌氧菌、淋病奈氏菌、衣原体、支原体以及结核杆菌等。

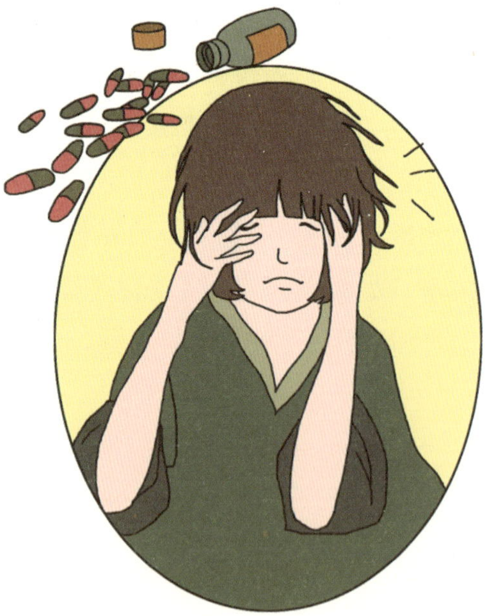

5 盆腔炎对身体有哪些危害

急性盆腔炎如果不及时治疗，可以引起急性子宫内膜炎、急性子宫肌炎、急性输卵管炎、输卵管积脓、输卵管卵巢脓肿、急性盆腔结缔组织炎、急性盆腔腹膜炎、败血症及脓毒血症。急性盆腔炎如果治疗不彻底，可使炎症转变为慢性，要彻底治愈就比较困难。慢性盆腔炎可以引起慢性输卵管炎、输卵管积水、输卵管卵巢炎、输卵管卵巢囊肿、慢性盆腔结缔组织炎。

慢性盆腔炎常常是急性盆腔炎没有彻底治疗或因患者体质较差，病程时间长引起的。慢性盆腔炎可以弥漫整个盆腔，因此，炎症病灶与周围组织粘连，形成纤维条索，造成局部组织血液循环障碍、营养不良。单纯用抗生素药物不容易到达炎症病灶消除病菌，所以，要彻底治愈慢性盆腔炎就比较困难。

6 如何预防盆腔炎

注意月经期、孕期及产褥期的卫生。所用的卫生垫要购买正规厂家生产的；每天要清洗外阴，保持外阴的清洁卫生；用水的盆子应专人专用。

急性盆腔炎症后，应及时治疗，彻底治愈，防止急性盆腔炎转变成慢性盆腔炎。

注意性生活卫生，减少性传播疾病，月经期禁止性交。

注意避孕，不做或少做人工流产手术。做人工流产手术应到正规的医院去做。

第五章

月经失调的防治

1 怎样计算月经周期

什么是月经周期？有人将两次月经之间没有出血的日子当成一个月经周期，这种计算方法是错误的。月经周期的正确计算方法是从月经来潮的第一天算起直到下次月经来潮的第一天。只有掌握了正确的计算方法，才能判断月经是否正常。

正常月经周期究竟是多少天？一般女性的月经周期为28～30天。根据国内的调查，目前公认21～42天是月经周期的正常范围。因此，周期偏短或偏长乃是常事，相差天数不多，而且生理及生殖功能没有受影响，应视为正常。

2 正常的月经量及月经的性状

月经期的出血量因人而异，与遗传及环境因素有一定关系，一般月经期为3.7天，出血量30ml～180ml，平均为60ml。月经血的特点是暗红色，黏稠不凝固。月经血不凝固的原因是，在刚剥离的子宫内膜中有一种激活因子，它能使血中纤溶酶原变为纤溶酶，导致凝血中的纤维蛋白裂解而变为液化的血。月经血中含有子宫内膜碎片、子宫颈黏液及阴道脱落细胞。正常的经血有血腥味，但并不臭。产后或用药物进行人工周期治疗后，第一次月经的血量可能比平时增多，如果出血量多于平时月经，而且伴大血块或掉出组织样物，则应尽快到医院就诊。如果出血量极少，月经呈粉红色或咖啡色，也属异常，同样也要到医院就诊。

3 怎样观察月经过多或过少

每次月经周期出血量超过 80ml 被认为是月经过多。临床对出血量多一般以月经用垫过多，量多顺腿流，似小便样往下流，超过正常月经量一倍以上“伴大量血块”来形容月经量过多。月经过多者其月经周期可以正常，也可以不正常。月经过少是指月经周期正常，但每次月经天数短于 3 天（正常月经天数一般为 3 ~7 天，月经血量每次不超过 20 毫升，患者则一般叙述月经垫不能浸透或几乎不用垫，月经血淡或呈酱色。

4 为什么两次月经之间会少量出血

于两次月经期之间，即大约在月经周期12～16天时，有些女性出现阴道少量出血，如连续测量基础体温，或B超检查卵泡的发育情况，可查出此时正值排卵期，因而被称为排卵期出血，出血量一般不多，持续3～7天，红色。由于月经中期在垂体促性腺激素作用下，卵泡成熟，卵泡发生破裂排卵，使血中雌激素水平有一短暂的急剧下降，不能引起子宫内膜生长和坏死脱落，以致出血。排卵期出血并非每个女性都出现，也不一定同一妇女每一周期都发生。在确定排卵期出血时，应注意有无阴道和子宫的炎症或肿瘤引起的不规则出血。出血量不多，一般无需治疗，出血量多时，一般对症止血就可以了。

5 月经后少量阴道出血是怎么回事

有些女性在正常来月经后仍持续有少量阴道出血，可使出血延长一周以上。此种现象的产生，主要原因是由于在下一个月经周期内，卵巢所产生的卵泡成熟较慢，其所分泌的雌激素不足，使月经期剥落的子宫内膜没有能及时修复，血管裸露所引起的。其他的原因，如黏膜下子宫肌瘤、子宫内膜息肉、子宫内膜炎，放环后都可以使月经期延长，对于以上原因引起的长时间阴道出血，应该采取以下方法治疗：

①患者如因卵巢中的卵泡所产生的雌激素不足，内膜修复不良可服用少量雌激素；

②黏膜下子宫肌瘤、子宫颈息肉予以摘除；

③放环引起出血，必要时将环取出。

6 月经量过少的主要病因有哪些

常见月经过少的主要原因有：

①内分泌原因，如垂体功能低下，卵巢分泌雌激素不足，使子宫内膜薄，子宫内膜薄脱落时出血量就少；长期服用避孕药，垂体功能受到抑制，也可能出现月经过少；

②子宫内膜病变，如子宫内膜发育不良，结核性病变破坏了部分子宫内膜，或多次粗暴刮宫损伤了子宫内膜等；

③少数女性在第一次初潮来月经时就月经少，但其排卵功能均正常，可能是个体差异所致；

④某些患者偶然出现月经过少或在正常月经周期间出血，应排除先兆流产、宫外孕等。因子宫蜕膜脱落而引起的不规则出血或有排卵型功能性子宫出血；

⑤多次人工流产损伤子宫内膜基底层，也会引起月经量过少。

7 什么是异常子宫出血

2011 年国际妇产科联盟（FIGO）提出了一个非妊娠妇女的异常子宫出血病因分类系统，在除外了妊娠后，将异常子宫出血的原因分成九类：子宫内膜息肉、腺肌病、平滑肌瘤、恶性肿瘤和增生、凝血机制障碍、排卵功能失调、内膜局部因素、医源性和未能分类的。我们所说的功能失调性子宫性出血，简称功血，相当于排卵障碍和子宫内膜局部因素。功血是指月经的调节功能失常而非生殖器官器质性病灶（肿瘤、炎症、外伤等）或全身性疾病所引起的不正常的子宫出血症，即下丘脑——垂体——卵巢轴功能失常。一般按发病年龄分为青春期、生育期及更年期子宫出血。

青春期、更年期以无排卵性功血最为常见，约占 70%～80%，主要特点是月经周期紊乱，经期长短不一，有的出血前往往有一段时间闭经，继之阴道大出血（俗称“崩”），使患者认为是一次流产，但血液中却看不到胚胎组织，血中的块状物只是增厚晚期的子宫内膜。也可以是少量淋漓不尽数日甚至数月之久（俗称“漏”）。

生育年龄的女性以排卵型功血多见，占 20%～30%。

有排卵功能排卵后形成黄体的过程异常，临床特点是有排卵月经周期，仅在周期的不同时期有规律地出现不正常出血，又分为以下不同情况：

①黄体发育不健全：表现为月经周期规律，基础体温是双相，高温相不足12天，体温下降时间较早，且高温相上升幅度低于0.3~0.5^{0}C所以月经周期常不足21天；

②黄体萎缩不全：基础体温双相，高温相持续时间延长，同时月经持续时间也延长，表现为月经后不断的出血。如果进行诊断性刮宫，于月经第5天仍有呈分泌期反应的子宫内膜。

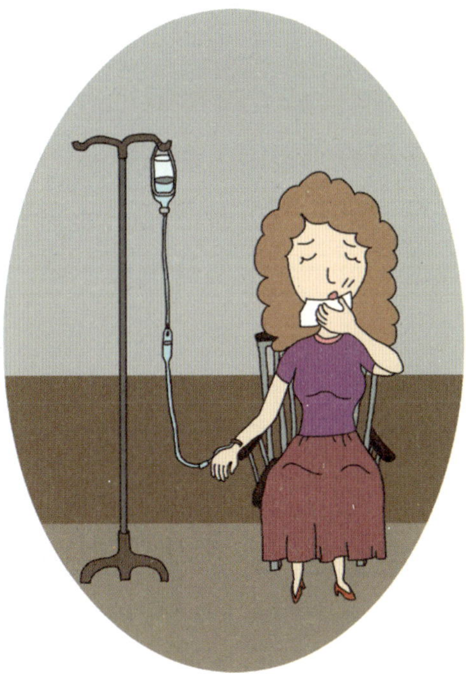

8 哪些疾病会表现为阴道出血

功能失调性子宫出血虽是女性的常见疾病，但月经异常和月经过多不见得就是功能失调性子宫出血，绝对不能轻易以功能失调性子宫出血来诊断和解释各种类型的子宫异常出血，否则极有可能误诊。甚至延误病情，危及生命，考虑功能失调性子宫出血之前，首先应排除以下各种情况：

①怀孕相关的疾病：临床上有不少短期闭经后出血不止的情况，实际上是自然流产或宫外孕，近年来虽有不少女性上了节育环，但是带环怀孕，引起子宫内怀孕或子宫外孕并非偶见，而且放环引起月经不正常，更是较突出的副作用；

②生殖道感染：子宫内膜炎、输卵管炎、宫颈炎、阴道炎；

③子宫性疾病：子宫肌瘤可以造成月经过多，月经过频，这已为人所共识。但是黏膜下子宫肌瘤、子宫内膜癌、子宫颈癌等，这些虽都属于器质性病变，单依靠妇科检查和 B 超虽然很难发现病因，对长期不规则子宫出血的患者，如经上述检查仍未能弄清病情，最好进行

诊断性刮宫；

④血液性疾病：近年来，女性中血液疾病的发病率有上升趋势，大约有10%患血液病的女性是因月经异常来就诊，而发现血液病的，所以对于子宫出血的患者，无论年龄大小，都应常规化验血以排除血液病；

⑤药物：不规范的使用性激素，抗凝剂等药物；

⑥甲状腺疾病，肾上腺皮质增生病。

9 性激素治疗功血会不会引起癌症

有的患者被诊断为功能失调性子宫出血，需要用性激素类药物治疗，却不敢服用，理由是激素会引起癌症。性激素会不会引起癌症，这是一个敏感而又引起全球争议和关注的问题，但因性激素类药是在医生的指导下服用，目前还没有见有引起癌症的报导。由于性激素类药物规范用药很重要，医生会叮嘱每天用药的时间、次数、和剂量，血止后，药物需要减量，但是，有些患者服用性激素类药物，以为同平时服用的非性激素类药物一样，拿起来就吃，想停就停，完全不按医生的嘱咐用药，这是非常错误的，有些人擅自停药或减量可能会造成更大的身体损害。所以，服用性激素类药物一定要严格按医嘱执行。

第六章

宫颈癌的防治

1 人乳头瘤病毒感染会引起宫颈癌吗

目前大量的科学研究表明，持续人乳头瘤病毒感染是引起宫颈癌的主要原因，特别是感染了高危型人乳头瘤病毒的女性患宫颈癌的危险性更大，但这并不意味着一定会得宫颈癌。大部分女性人乳头瘤病毒（HPV）感染期比较短，一般在 8～10 个月便可以自行消失，但如果有持续感染的情况，则需要作进一步检查。进行人乳头瘤病毒病毒检测，做到早期发现、早期诊断、早期治疗宫颈癌。

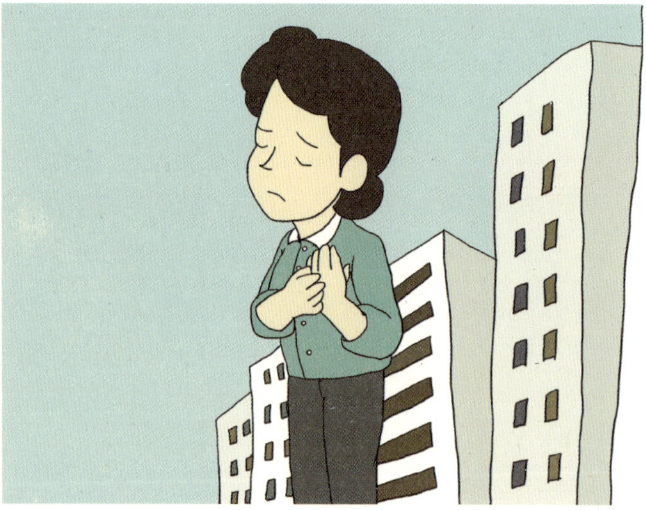

2 人乳头瘤病毒对女性有什么危害

近年来，科学家们发现一种叫人乳头瘤病毒的感染与宫颈癌的发病有密切的关系。人乳头瘤病毒医学上简称 HPV，是一种经性生活传染的病毒。目前科学家已发现了 110 多种类型的人乳头瘤病毒，其中 26 种人乳头瘤病毒与人类的生殖道感染有关。在这 26 种人乳头瘤病毒中，又分为低危型和高危型两类，低危型通常与性病有关。绝大部分 HPV 感染在较短时间可以清除，95% 以上

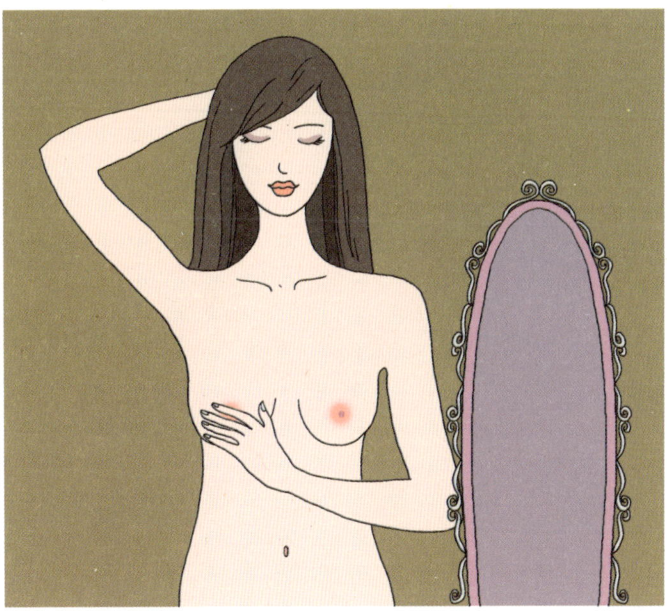

生殖道 HPV 感染是良性的，可以自身清除，仅有一小部分女性会变为持续感染。80% 以上 HPV 感染可以在数月内清除（一般在 6 ~ 9 个月，平均 8 个月，很少有超过 1 年的），87% 的 HPV 感染者可在 12 个月内清除，95% HPV 感染者可在 2 年内清除，但 HPV 没有明确的有效的治疗药物。HPV 分型决定是否持续感染的最重要因素，年龄、性生活等因素没有显著影响，HPV16 最容易持续感染，可能和机体免疫机制有关系，持续的高危型 HPV 感染才会发生宫颈癌前病变（宫颈上皮内瘤变），然后才会发生浸润性宫颈癌。这个过程很漫长，正规的筛查在这个漫长的发展过程中，可发现绝大部分（>99. 7%）病变，这也是发达国家宫颈癌发病率下降的原因之一。

3 人乳头瘤病毒是如何传播的

人乳头瘤病毒主要的传播途径是通过性交或性接触感染，有以下情况的女性应及时到医院检查：

①宫颈糜烂或宫颈裂伤；

②白带增多，有异味或白带带血；

③阴道不规则出血（尤其是绝经后阴道再出血）；

④性交出血；

⑤长期使用雌激素治疗；

⑥丈夫包皮过长（包皮过长，包皮内容易积藏污垢，污垢刺激宫颈，使宫颈容易患宫颈癌）。

4 宫颈癌的好发年龄

宫颈癌患者年龄分布呈双峰状，35～39岁和60～65岁，平均年龄为52岁。

宫颈癌是全球女性中仅次于乳腺癌的第二位的常见恶性肿瘤，在发展中国家女性中更是常见。近年来，年轻的宫颈癌患者有明显的上升趋势，其发病以每年2%～3%的速度增长，中国医学科学院肿瘤医院统计，收治35岁以下的宫颈癌患者在全部宫颈癌患者中所占的比例，从70年代的1.22%到80年代的1.42%到90年代末的9.88%。

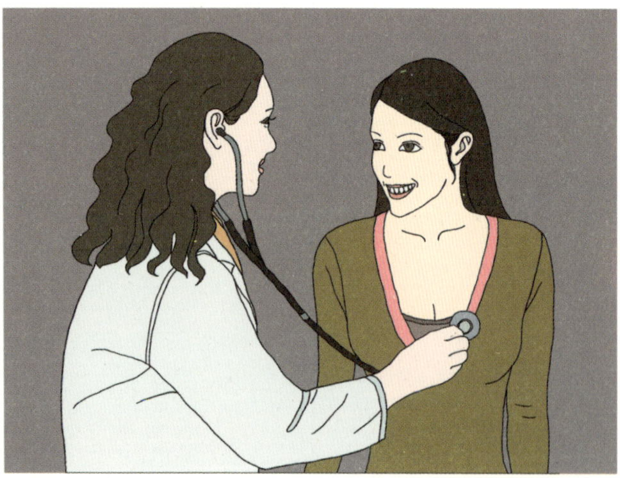

5 接触性出血是怎么回事

接触性出血是指在性生活后或妇科阴道检查后的阴道出血现象。正常情况下性交不应当引起阴道出血，常因以下情况而发生性交后出血，如严重阴道炎、宫颈糜烂、宫颈息肉、宫颈子宫内膜异位及宫颈癌等。当患有这些疾病时，接触到宫颈均可引起血。出血量一般不多，有时仅是白带中伴少许血丝，易被患者忽视。但即使发现了，有些患者也不以然，不到医院就医，从而影响至疾病的早期诊断。

宫颈癌的早期，大多没有特异症状，最早出现的就是性交后出血，所以当出现接触性出血时，应尽快去医院就诊，行宫颈刮片检查及必要时的阴道镜检查，以进一步明确诊断，以免拖延诊断，失去治疗时机。

6 宫颈癌会传染吗

宫颈癌不是传染病，因此，不会传染给爱人和家人。

宫颈癌患者无论是手术治疗或放射治疗后，只要创面愈合，身体没有不舒适的感觉，就可以恢复正常的性生活。

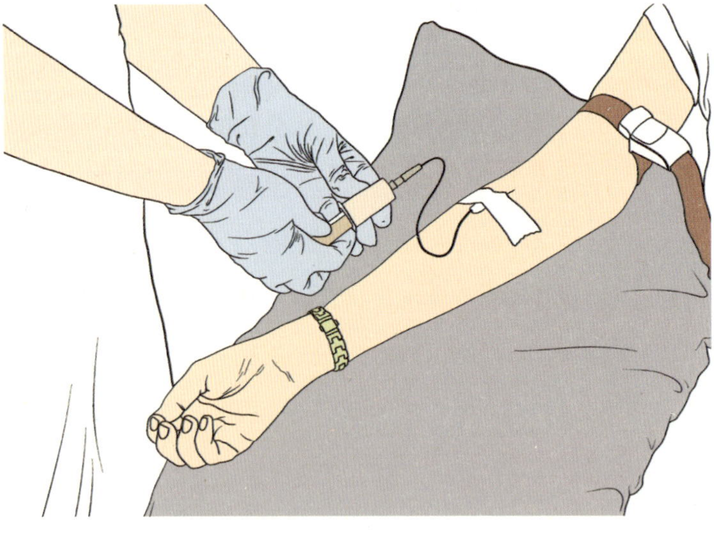

7 宫颈防癌有哪些检查项目

宫颈防癌具体的检查项目有：

①宫颈液基细胞学（TCT）检查、HPV、阴道镜下宫颈切片病理检查、宫颈管刮术检查的方法，几乎100%能发现宫颈癌前病变和早期宫颈癌；

②建议20岁以上且有性生活史的妇女每年做一次宫颈防癌检查，发现宫颈有异常时，及时进一步检查和治疗；

③宫颈刮片是最简单有效的筛查方法，适合大面积人群做的妇科病普查，目前亦将HPV检查列入常规检查。宫颈癌是由癌前期病变逐渐发展而来的，其发生和发展往往要经历5~10年时间。宫颈癌的早期症状多不明显，一旦出现明显症状时，可能已经不是早期了，而在症状出现之前的早期诊断，是达到理想治疗关键。

8 宫颈癌治疗后有哪些注意事项

饮食方面：要大量饮水，多吃蔬菜、水果等富含大量维生素、高蛋白质食物；不宜吃辛辣和腌制的食品。

放射治疗后的皮肤护理：宫颈癌放射治疗后，需注意照射局部区域内皮肤护理，放射治疗后一年内避免搔抓、热敷、贴药膏、胶布；出现肿胀、变硬、疼痛应及时到医院检查。

若出现尿频、尿急、尿痛、血尿、腹泻、腹痛、便血、下腹疼痛、下肢肿胀、阴道流血或排液应及时去医院检查。

9 宫颈癌治疗后为什么要定期复查

宫颈癌患者治疗后应有计划随诊复查，继续观察治疗效果，处理患者治疗后远期并发症和可能出现的问题。

宫颈癌绝大多数复发在治疗后的 3 年内，因此，要特别重视在治疗后 3 年内的随诊复查。一般 2 年内每 2 ~ 3 个月复查一次，3 ~ 4 年内每 3 ~ 4 个月复查一次。患者遇有问题时应随时就诊。随诊检查应全面，包括全身检查及仔细的盆腔检查、盆腔 B 超检查，对可疑病变应做病理检查。对保留卵巢者，对卵巢功能状态如何也应有所了解。

宫颈癌放射治疗后的远期并发症主要有肠道并发症及泌尿系统并发症。肠道并发症的发生率为 10% ~ 20%，包括放射性直肠炎、乙状结肠炎、阴道直肠瘘、肠粘连、肠梗阻、肠穿孔等，以上并发症往往出现在放射治疗半年后。宫颈癌放射治疗后的泌尿系统并发症主要以放射性膀胱炎为多见，发生率在 2% ~ 10%，其治疗需要保持膀胱空虚，并给予对症止血治疗。

10 宫颈癌有哪些预防措施

随着医疗保健条件的不断改善，妇科病普查工作广泛开展，宫颈癌的患病率明显下降，特别是晚期宫颈癌已越来越少见。宫颈癌流行病学研究结果表明，婚产因素、宫颈糜烂、包皮垢、性行为、性传播性疾病及病毒感染是宫颈癌发病的危险因素。针对这些危险因素，可以采取以下预防措施：

①定期作妇科检查，定期作宫颈刮片检查。如发现宫颈刮片异常时应进一步处理；

②注意月经期、孕期、产褥期的卫生保健，养成良好卫生习惯，减少或预防宫颈炎的产生；

③积极治疗慢性宫颈炎，特别是长期白带增多或异常阴道出血者，应立即去医院检查，并采取有效的治疗措施；

④分娩或流产手术中避免宫颈裂伤。一旦发生裂伤，应予以手术缝合；

⑤注意性生活卫生，避免性生活紊乱和过频，男性阴茎包皮过长，应劝其做环形切除；

⑥凡因某种妇科疾病需切除双侧卵巢者，应同时切

除子宫。除万不得已，一般不宜作次全子宫切除，而保留宫颈；

⑦提倡晚婚及少育；

⑧根据我国宫颈癌的普查报告，宫颈浸润癌的发病年龄多为35~39 岁，60 ~ 65 岁又有一高峰出现。按年龄分组观察宫颈浸润癌的发生率是 60 岁年龄组多于 50 岁组，50 岁组多于 40 岁组，越是高龄，浸润癌越多。因此，目前在妇科病普查工作中要提高高龄妇女的检查率和复检率，以便早期发现和早期治疗，提高宫颈癌患者的生存期；

⑨HPV 疫苗目前已用于 HPV 感染及癌前病变的预防，是目前世界上第一个用于肿瘤预防的疫苗。目前上市的 HPV 疫苗，有针对 2 种、4 种以及 9 种 HPV 亚型的疫苗，目前国内尚未批准上市。

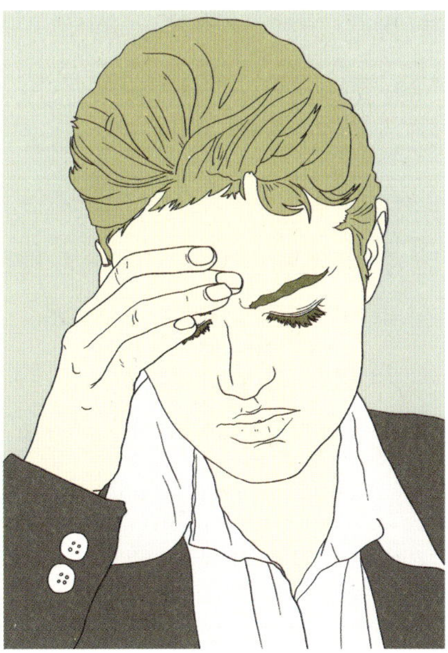

11 为什么妇科病普查能早期发现宫颈癌

宫颈癌的发生、发展是有规律的，从宫颈癌前病变发展到宫颈浸润癌往往要经历 5 ~ 10 年，因此宫颈癌是完全可以早发现、早诊断、早治疗的。宫颈癌早期治疗，是唯一可以治愈的恶性肿瘤。

妇科病普查的是使没有症状的癌肿病人能及时获得诊断、治愈的机会。定期的妇科普查，针对女性生殖器官较多见的癌症和癌前病变，因为它们是对女性生命最危险的疾病。癌症往往要经过致病因素较长时间的作用后才会出现，在癌症形成以后，也要过较长时间才会发展到晚期。在我国，子宫颈癌居女性生殖器官恶性肿瘤的首位，也是女性各种恶性肿瘤中最多见的疾病，其发病年龄多在 40 ~ 50 岁以上，卵巢癌、子宫内膜癌多发生在中、老年妇女，特别是绝经后期的女性。我国开展妇科病定期普查以来，已收到成效，晚期癌的发病率逐渐下降，早期癌得到及时诊断和治疗，使中、老年患病最多的子宫颈癌得到了控制，这也说明定期妇科病普查的重要性。

12 为什么妇科肿瘤家族史女性是妇科普查重点人群

一般来说，有妇科肿瘤家族病史及30岁以上的女性为妇科病的普查的重点人群。随着社会节奏加快和生活方式的改变，妇科恶性肿瘤的发病率呈上升趋势，且发病年龄提前，因此，任何一位女性都应该定期进行妇科普查。20～35岁的已婚女性，最好每两年进行一次妇科病检查，35岁以上的女性，每1～2年检查一次，50岁以上的女性每年检查一次。

妇科病普查前注意事项：

①检查前3天不要阴道用药，否则会影响化验结果；

②检查前必须排尿，使膀胱排空，这样医生可以清楚地摸到内生殖器官和发现盆腔包块；

③一次性塑料纸臀垫放在妇科检查床末端，使臀部直接与臀垫接触，以防止相互交叉感染；

④妇科检查发现异常，一时尚不能确诊的女性，必须听从医生的嘱咐，作进一步相关检查；

⑤做妇科B超检查前，一定要提前喝足够的水，使膀胱充盈，以保证B超检查的效果；

⑥来月经的女性不能作妇科检查，待月经干净后再安排时间进行妇科病普查；

⑦妇科病普查中已经明确诊断的疾病要及时治疗并定期随访复查。

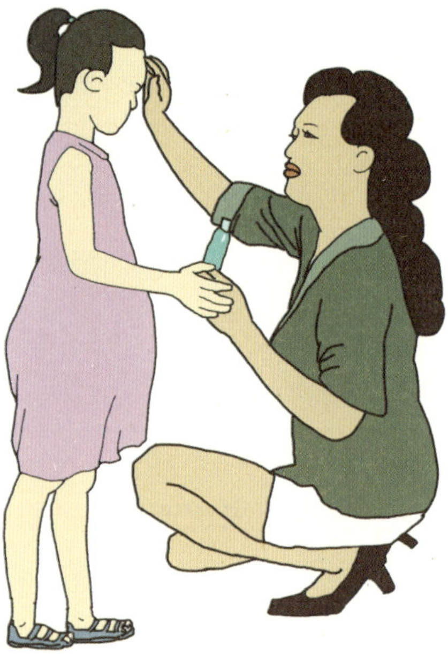

第七章

子宫内膜癌的防治

1 哪些女性容易患子宫内膜癌

子宫内膜癌的发病原因至今并不十分清楚。

流行病学调查表明，子宫内膜癌有以下高危因素：

①无排卵不孕者的女性；

②肥胖、高血压、糖尿病的女性；

③晚绝经的女性；

④多囊卵巢综合征、卵巢内分泌性肿瘤、长期单独使用雌激素类药物的女性；

⑤子宫内膜非典型增生过长的女性；

⑥有卵巢癌、肠癌或乳腺癌的家族史等情况的女性。

2 肥胖是患子宫内膜癌重要的高危因素

流行病学研究表明，肥胖尤其是绝经后的肥胖，明显地增加了子宫内膜癌的危险性。绝经后卵巢功能衰退，其分泌的雌孕激素水平降低，但体内肾上腺分泌的雄烯二酮可在脂肪组织中转化为雌酮而继续刺激子宫内膜的增生。由于长期缺乏孕激素的拮抗，可导致子宫内膜由增生到癌变。因此，肥胖是子宫内膜癌的高危因素。子宫内膜癌患者尤其是绝经后的患者，常常具有特殊的肥胖体型特征，主要表现为腰部或身体上部过多脂肪沉积，导致腰臀周长比率显著增大。研究表明，身体上部脂肪沉积是一明显的危险因素。肥胖与子宫内膜癌的关系，现在认为主要在于脂肪组织可转化产生大量的雌激素，刺激子宫内膜生长转化和癌变。

3 早期子宫内膜癌的信号

阴道异常出血为最主要的早期表现，约 80% ~90% 的患者有此症状。绝经后的女性阴道出血。而没有绝经的女性，则常表现为不规则的阴道出血或月经量增多，经期延长。阴道分泌物表现为血性液体分泌物。

4 子宫内膜癌是否会遗传给下一代

子宫内膜癌的发病主要是具有分裂潜能的子宫内膜细胞发生多基因突变，导致细胞内癌基因的激活和/或抑癌基因的失活，从而使细胞发生恶性转化。而且这一突变过程主要影响体细胞，而很少涉及生殖细胞（即卵细胞）。因此，患子宫内膜癌的母亲一般不会将这种疾病遗传给女儿。

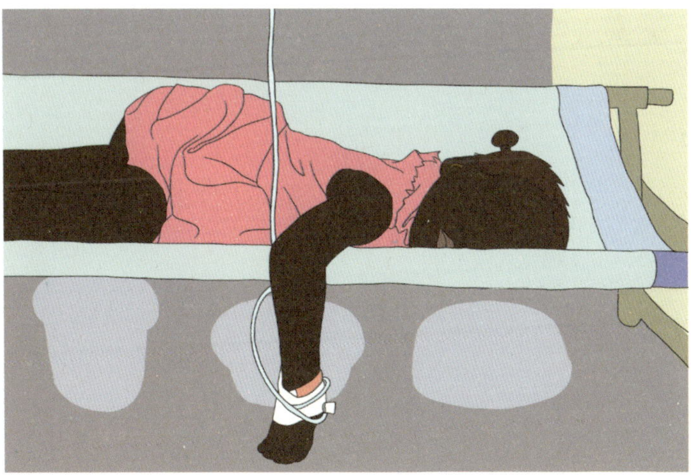

5 子宫内膜癌患者手术切除卵巢后是否会变性

卵巢是分泌女性激素的主要器官，任何期别子宫内膜癌的手术治疗，常常在切除子宫的同时，还需切除双侧卵巢和输卵管。因此，随着卵巢的切除，血清雌孕激素水平明显降低，并可出现一些类似于绝经期综合征的症状。但是，性别是在出生前便已决定了的，女性切除卵巢后并不会转变为男性。

6 子宫内膜癌患者手术后可以过性生活吗

子宫内膜癌患者手术治疗时常常不仅需要切除子宫，还须切除双侧附件和不同长度的阴道。年轻女性卵巢切除后可引起女性激素分泌急剧下降，除影响下丘脑和垂体功能出现自主神经功能紊乱等更年期表现外，阴道黏膜也萎缩、干燥，可能引起性唤起、性体验障碍。阴道部分切除后，也有患者担心阴道变短，会被性生活时的阴茎弄伤，因而不愿恢复性生活。但是根治手术后，并不等于性欲丧失，或不能过性生活。适当的性生活有助于恢复患者的自信，恢复身心健康，提高生活质量。

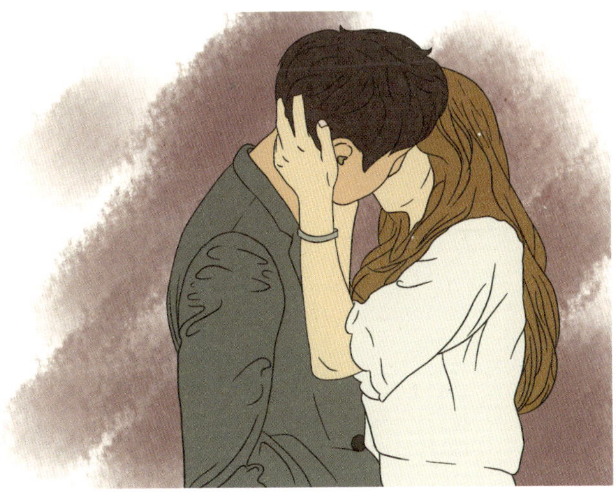

7 长期使用避孕药是否会引起子宫内膜癌

现在广泛应用的避孕药均含雌激素和孕激素，因此是非常安全的，甚至有报道使用此类避孕药可降低子宫内膜癌的发生。需要掌握的知识是根据流行病学的调查研究表明，子宫内膜癌的发生、发展与雌激素有关。应用雌激素治疗者患子宫内膜癌的机会是不用治疗的 3 ~ 4 倍，而且，其危险性大小与雌激素使用剂量、用药时间有关。在没有孕激素拮抗或黄体酮量不足时，子宫内膜长期受雌激素的刺激发生增生，甚至癌变。避孕药的制剂种类繁多，如果长期使用仅含雌激素的避孕药剂时，则有导致子宫内膜癌变的可能，因此应加用孕激素来对抗雌激素的作用。

8 如何预防子宫内膜癌

降低危险因素：通过调节和控制饮食，减轻体重。

积极治疗和控制糖尿病、高血压：研究表明：肥胖、高血压、糖尿病与子宫内膜癌的发病密切相关，常同时出现，因而称为“子宫内膜癌三联征。”

慎用雌激素：使用雌激素配合适量孕激素时子宫内膜癌的发生会下降。体内雌激素分泌过多（如颗粒细胞瘤）或使用外源性雌激素后，子宫内膜癌的发病大幅增加。

治疗癌前病变：研究表明，子宫内膜癌的癌前病变主要包括子宫内膜腺瘤型增生和非典型增生。前者的癌变率约为26%，后者则约为80%。

9 子宫内膜癌患者治疗后需要继续随访复查吗

由于所有恶性肿瘤均具有复发和转移的特性，治疗后的随访复查能及时发现肿瘤复发或转移，并根据具体情况采取适当的治疗方法，提高肿瘤患者的生存率。而且恶性肿瘤的随访工作也是评价治疗方法和疗效的重要途径，在肿瘤临床和研究中具有重要意义。子宫内膜癌也与其他恶性肿瘤一样需要定期随访复查。随访复查的时间安排参考如下：治疗后第一年以 2 ~3 个月复查一次为好；第 2 年可以每半年一次；第 3 年后可以每年一次。

第八章

子宫肌瘤的防治

1 子宫肌瘤是长在子宫什么部位

子宫肌瘤是女性生殖器最常见的良性肿瘤，它是由子宫平滑肌组织增生而形成的。由平滑肌及结缔组织组成。

按肌瘤所在的部位分为宫体和宫颈肌瘤，前者占大多数，后者较少见。肌瘤原发于子宫肌层，随之向不同的方向生长。根据肌瘤发展过程中与子宫肌壁的关系而分为 3 类：

①肌壁间肌瘤：肌瘤位于子宫肌层内，周围均被肌层包围。占总数的 60% ~70%；

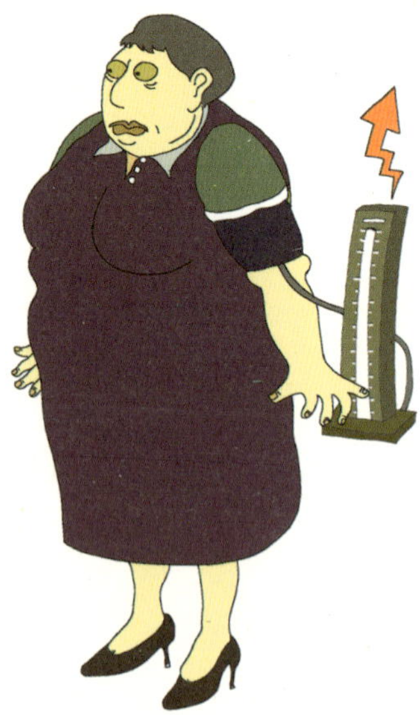

②浆膜下肌瘤：肌瘤向子宫浆膜面生长，突起在子宫表面，约占总数的 20%；

③黏膜下肌瘤：肌瘤向子宫黏膜方向生长，突出于子宫腔，仅由黏膜层覆盖，称为黏膜下肌瘤。约占总数的 10% ~15%。

2 子宫肌瘤发病率有多高

因很多患者没有症状，或因肌瘤很小，临床不容易发现，其发生率较难统计，根据大量尸体解剖检查发现35岁以上的女性约有20%子宫有肌瘤存在，但由于症状不明显，从没有就诊，没有诊断，因此临床发生率远较其真实发生率为低。子宫肌瘤大多数发生于30～50岁妇女，40～50岁为高峰年龄组，20岁以下少见。

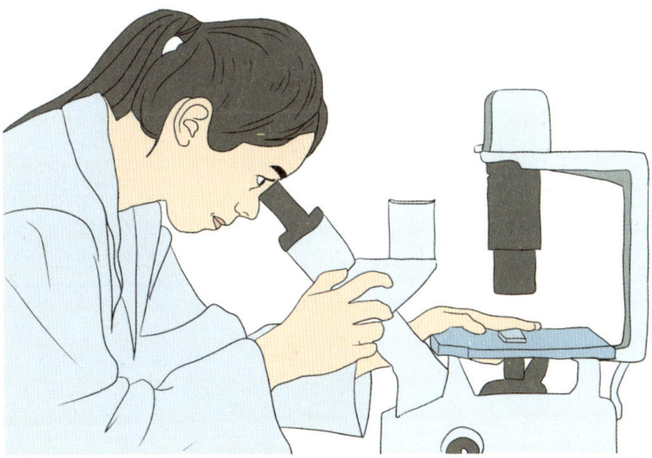

3 子宫肌瘤的发病因素是什么

确切病因不清楚，因肌瘤好发于生育年龄，青春期前少见，绝经后萎缩或消退，提示其发生可能与女性性激素相关。

①雌激素是肌瘤生长的主要促进因素：生物化学检测证实肌瘤中雌二醇的雌酮转化明显低于正常肌组织；肌瘤中雌激素受体浓度明显高于周边肌组织，故认为肌瘤组织局部对雌激素的高敏感性是肌瘤发生重要因素之一；

②孕激素作用：研究证实孕激素及其受体有促进肌瘤的增殖活动、增加体细胞突变、刺激肌瘤生长、对肌瘤形成有重要作用；

③生长因子作用：特别是表皮生长因子及其受体为肌瘤生长的调节因子。

4 患子宫肌瘤有哪些症状

月经改变：月经周期缩短、经量增多、经期延长、不规则阴道流血等，为最常见的症状。因月经量多，常导致继发性贫血，严重时有全身乏力、面色苍白、气短、心慌等症状。

腹部肿块：患者常诉腹部胀大，最初可偶然于清晨空腹时或膀胱充盈时，于耻骨联合上触及硬而活动的肿块，当肿瘤长大到相当于4～5个月妊娠子宫大小时，患者则比较容易觉察。

白带增多：不是子宫肌瘤的主要症状，大多数情况下，这种增多并不显著和特殊，当黏膜下肌瘤的表面发生溃疡、坏死、感染、出血时，则可产生大量的血性或脓血性水样白带或溢液，并具有恶臭。

腰酸、下腹坠胀、腹痛：常见的症状是下腹坠胀、腰背酸痛等，肌瘤蒂扭转、红色变时有腹痛。

压迫症状：生长在子宫颈或子宫体下段前壁的肌瘤，由于占据膀胱正常位置，影响膀胱的充盈，发生尿频及尿急，甚至排尿困难。生长于子宫后壁，特别是位于在子宫颈或子宫体下段肌瘤，可以压迫直肠引起便秘，甚至排便困难。

不孕：文献报道不孕的发生率大约为25%～40%。

5 患子宫肌瘤为什么会引起月经量增多

经量增多是子宫肌瘤患者最常见的症状，甚至有时是唯一的症状，其表现为周期缩短、经量增多、经期延长、不规则阴道出血等。但浆膜下肌瘤及肌壁间小肌瘤常无月经改变。引起月经两增多的主要原因是：子宫肌瘤使宫腔增大，内膜面积相应增大，子宫收缩不良，子宫肌瘤生长，血液供应丰富或造成子宫血管的改变和盆腔的慢性充血。

如子宫内膜增生或增生过长，内膜息肉形成，或子肌瘤压迫临近的子宫肌层和内膜的静脉丛，致使子宫内膜的静脉丛充血与扩张，更会造成月经量增多。

6 为什么子宫肌瘤容易导致不孕与流产

子宫肌瘤患者约25%～40%伴不孕，其原因：

①子宫颈肌瘤会影响精子进入宫腔，子宫角部肌瘤生长压迫输卵管入口，使输卵管通畅受影响，阻碍精子运行至输卵管的通道；

②黏膜下肌瘤表面内膜供血不足、感染、溃疡或萎缩，影响孕卵的正常着床；

③较大子宫肌瘤或多发性肌瘤子宫腔形态改变影响受精卵的着；

④子宫肌瘤引起出血、导致感染，使输卵管发炎阻塞，造成不孕；

⑤子宫肌瘤患者也可以伴有无排卵症，造成不孕。

子宫肌瘤患者引起流产的概率是无肌瘤孕妇的2～3倍，其原因：肌瘤占据子宫腔内的位置使子宫腔变形，子宫内膜感染，受精卵不易着床；即使着床后，较大肌瘤合并妊娠时由于机械性阻碍胚胎发育及宫腔感染，也会引起流产。肌瘤引起宫腔内膜静脉扩张和血流减慢，而影响胎儿与胎盘的血液供给，引起流产。

7 子宫肌瘤对性生活有影响吗

一般而言，子宫肌瘤并不会影响患者的性生活。如果子宫肌瘤患者中有经期延长，淋漓不净的情况，须禁止性生活，以免引起感染。另外，如月经过多导致严重贫血，则因头晕、乏力而性欲减退。

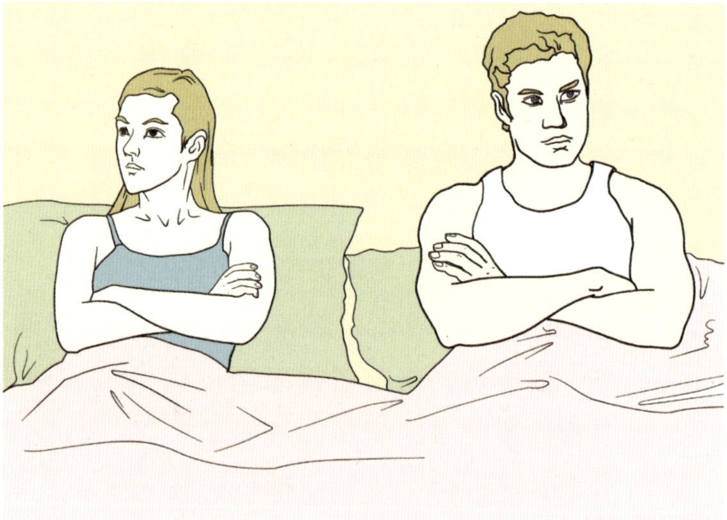

8 子宫肌瘤会恶变吗

子宫肌瘤是一种良性肿瘤。有高达20%的妇女患子宫肌瘤，也就是说，许多女性患子宫肌瘤，没有症状，或者子宫肌瘤很小，没有被发现而已。子宫肌瘤会发生变性，但常见的变性是玻璃样变性、囊性变、红色变性、肌瘤钙化等良性变。子宫肌瘤变成子宫平滑肌肉瘤的机会一般不超过0.5%，随着女性保健水平的提高，以及B超检查的普及，很多女性在体检时意外发现子宫肌瘤。在这种情况下不必害怕，只要每3～6个月定期复查。如果在短时期内子宫肌瘤迅速增大或伴有阴道不规则的流血，就应该警惕恶变发生的可能。

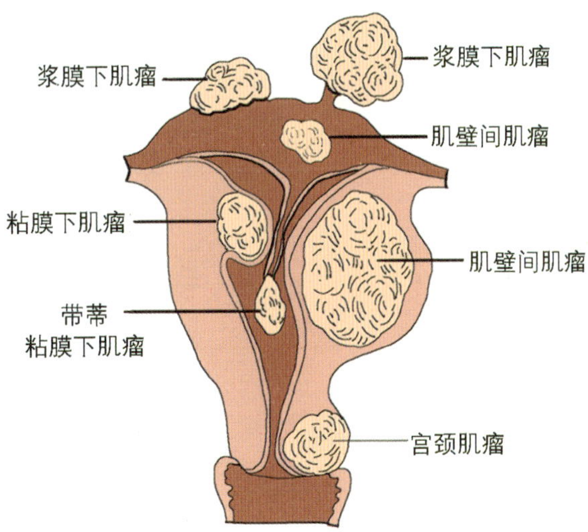

9 子宫肌瘤患者不适宜放宫内节育器（节育环）吗

子宫肌瘤患者不适宜放宫内节育器（节育环）。因为子宫肌瘤可以使子宫腔变形，影响宫内节育环（节育环）在子宫腔内的正确位置，影响避孕效果，而且子宫肌瘤引起的月经过多或不规则出血，可能会与宫内节育器的副作用相混淆。

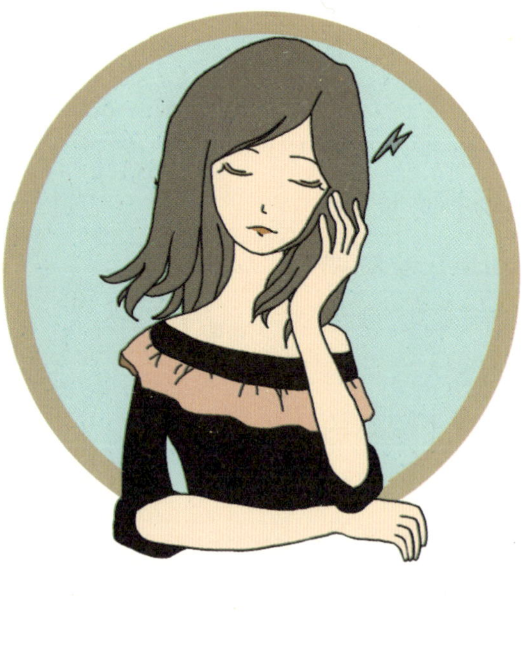

10 怀孕合并子宫肌瘤怎么办

子宫肌瘤可以与怀孕同时存在，其发生率大约占子宫肌瘤患者的0.5%～1%，约占怀孕的0.3%～0.5%，但实际子宫肌瘤合并怀孕的发生率远较上述数字高，因肌瘤小又没有症状，在怀孕分娩的过程中容易被忽略。

怀孕期间，不论子宫肌瘤的大小或部位，如果不影响怀孕，都不要进行手术干扰，即使出现红色变性，一般应先采用姑息治疗，尽可能避免手术。但如果发生浆膜下肌瘤扭转、肌瘤压迫邻近器官产生严重症状，肌瘤过大或嵌顿影响怀孕继续进行，就应考虑手术治疗。

分娩期间，子宫肌瘤（如肌瘤直径小于5～6cm），而且没有症状，特别是子宫体部的肌瘤，绝大部分可顺利经阴道分娩。肌瘤合并怀孕者一般都可以自然分娩，不需过早过多干预，但要重视产后出血的预防。估计分娩有困难者，可考虑剖宫产手术。手术中根据肌瘤大小、位置、数目及患者年龄，是否需要再生育等因素，进行肌瘤剔除术或子宫切除术。

11 子宫肌瘤应与哪些疾病鉴别

子宫肌瘤需与下列疾病鉴别：

①怀孕的子宫：一般不会发生混淆，怀孕有停经史、早孕反应，子宫质软等，尿或血绒毛膜促性腺激素检测及B超显像可以鉴别；

②卵巢肿瘤：一般无月经改变，呈囊性位于子宫一侧，与子宫分离，妇科检查、B超显像及腹腔镜检查可以鉴别；

③子宫腺肌病：继发性痛经明显，子宫均匀增大，质硬，B超有助鉴别；

④盆腔炎性包块：常有盆腔感染病史，肿块边界不清楚，可以与子宫粘连，有压痛，抗感染治疗后症状、体征有好转，B超可协助鉴别；

⑤子宫畸形：自幼即有，无月经改变，B超、腹腔镜及子宫输卵管造影可以协助鉴别。

12 怎样早期发现子宫肌瘤

大多数患有子宫肌瘤的女性没有明显的症状，只是在妇科病普查或健康体检或因别的原因到妇产科看病时被偶然发现。随着女性保健事业的发展，妇科病普查的普遍开展，自我保健意识的增强，以及医学超声波检查的普遍应用，1 厘米直径的小肌瘤也能从 B 超检查中显示出来，使子宫肌瘤的检出率明显增加，但很小的子宫肌瘤，可小至粟米样大小，只能从病理检查中才能发现。此外，如有月经量增多、白带增多、腹部摸到肿块、腰酸、下腹坠胀、腹痛、不孕等症状，应及时就医，以便及早发现自己是否长了子宫肌瘤。

第九章

人工流产与知情选择避孕方法

1 哪些女性适宜作人工流产

因避孕失败，要求中断怀孕身体健康的女性；因各种疾病，不宜继续怀孕的女性。

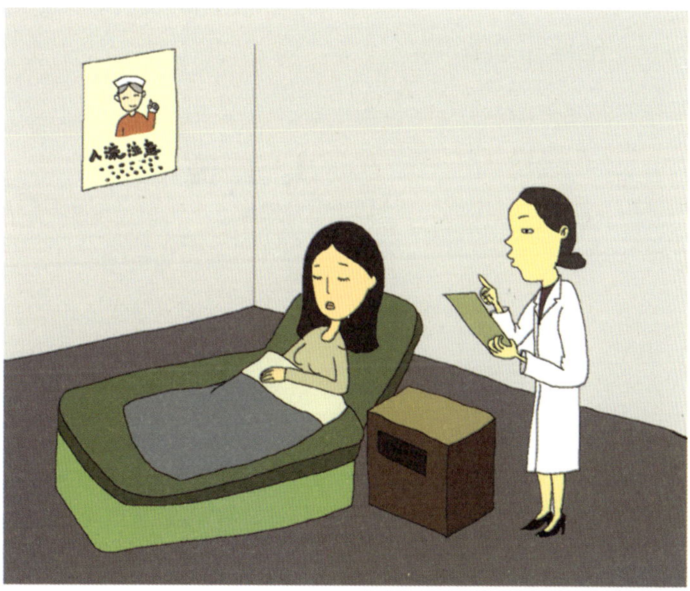

2 无痛人工流产是怎么回事

无痛人工流产是从静脉里注射一种麻醉剂，孕妇在完全无知觉的状态下进行手术，无任何疼痛感觉。无痛人流注入的麻醉药物是一种起效迅速（约30秒）短效的全身麻醉药，具有迅速分布，迅速消退的特点，对人体健康没有影响。

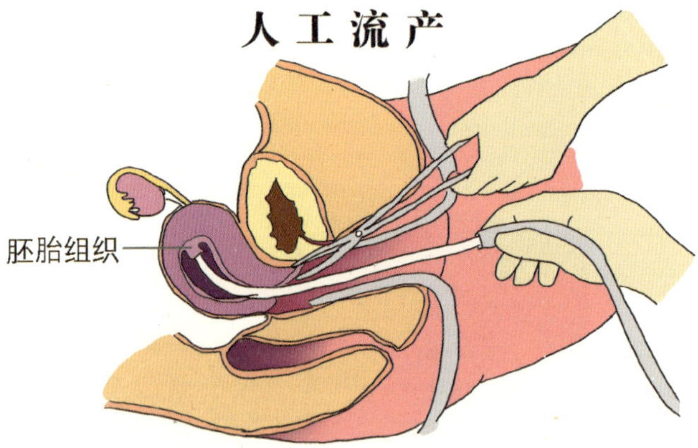

3 人工流产手术前需做哪些检查

询问病史；一般体检及妇科检查；常规化验检查：白带检查、尿妊娠酶标绒毛膜促性腺激素检查、血常规检查；必要时做尿常规、肝功能、肾功能等检查。

4 为什么人工流产手术前不要吃得太饱

人工流产手术时宫颈和子宫受到机械性刺激，引起迷走神经兴奋，使胃部痉挛收缩，胃内容物通过食管、咽部反流而引起呕吐，呕吐物如果误吸入气管，将会引起窒息危及生命，所以，人工流产手术前不宜吃得太饱。无痛人工流产手术前 4 小时应禁止吃任何食物包括水。

5 为什么人工流产手术前要检查阴道清洁度

做人工流产手术之前，要常规检查阴道的清洁度，如果阴道清洁度不符合要求，也就是有病原菌感染的话，一定要用药物清洗干净后才能手术，因为宫颈一般是处于闭合状态，子宫相对来说是无菌区。而人工流产时，宫颈被扩开，手术器械通过阴道和宫颈进入子宫腔，如果阴道有病菌的话也会被带入子宫腔，而使病菌延缓扩散，导致子宫内膜炎、输卵管炎、盆腔炎等。

6 什么是人工流产综合征

部分患者在人工流产负吸手术术中或手术结束时出现心动过缓，心律不齐，血压下降、面色苍白，出汗头晕，胸闷甚至发生昏厥和抽搐，医学上称这种现象为人工流产综合征，引起这种现象的主要原因是人工流产时宫颈和子宫受到机械性刺激，导致迷走神经的兴奋。

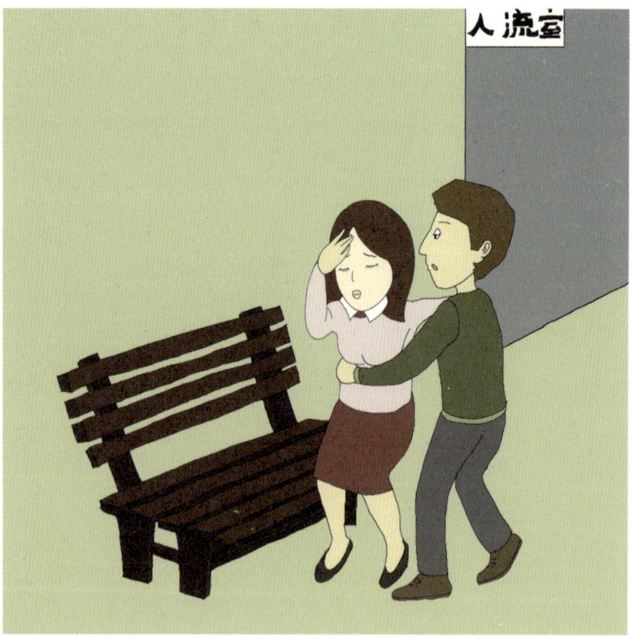

7 人工流产有哪些并发症

人工流产是避孕失败的补救措施，而不是避孕的手段，多次的做人工流产对身体就有一定的伤害了，常见的人工流产并发症有以下几点：

①人工流产手术中出血；

②子宫穿孔与邻近脏器损伤；

③人工流产手术后宫腔残留；

④人工流产手术后生殖器感染；

⑤宫颈或子宫腔粘连；

⑥月经失调；

⑦不孕症等。

8 怎样预防人工流产术后并发症

在人工流产手术过程中，手术者应加强责任心，严格按照操作规程做手术，要明确子宫的位置和子宫的形状大小。对是否怀孕没有明确的诊断，不必过早手术，应密切观察。凡是做人工流产负吸手术的吸出物有异常，要重复检查子宫腔，必要时对吸出物送病理检验，并密切随诊。生育年龄的女性应注意避孕，不做或少做人工流产。做人工流产手术要到正规的医院去，人工流产手术后出现异常情况应及时复诊。

9 人工流产手术后的注意事项有哪些

①人工流产手术后在观察室休息 1 ~2 小时，注意血压、心脉搏等生命体征及阴道出血情况。回家后如果阴道出血超过月经量或持续腹痛、发热应随时去医院就诊；

②人工流产手术后 10 天后阴道仍然出血不干净需去医院复诊；

③为了预防女性生殖道炎症，人工流产手术后应当用抗生素；

④人工流产手术后禁止性生活一个月；

⑤注意卫生，每天用清洁热水洗外阴，禁止坐盆洗浴，勤换内裤；

⑥注意休息，避免重体力劳动；

⑦不要到人群密集的地方去，避免感染呼吸道等传染病；

⑧合理营养，荤素搭配，多吃新鲜蔬菜和水果。

10 人工流产手术后什么时候开始采取避孕措施

人工流产手术后的2周左右，卵巢即可恢复排卵，如果不避孕，流产后在首次月经之前就有可能再次妊娠。人工流产的当天就可以口服短效避孕药，可避免人工流产后短期内又怀孕而再次做人工流产手术，且可以促进子宫内膜修复、调节月经、减少盆腔感染及子宫内膜粘连等影响。停药后马上可以准备要孩子。工具避孕常用的有避孕套；子宫内上节育器（节育环）常用的节育环有宫形环、T形环等。上宫内节育器（节育环）的妇女，可选择在人工流产手术后的第二次来月经，月经干净3～5天上宫内节育器（节育环）。

11 避孕药的避孕原理是什么

女性口服避孕药和避孕针剂含有雌激素和孕激素，它们有以下四方面的作用：

①抑制卵巢排卵：女子在性成熟以后，每个月从卵巢排出一个卵子，这是在丘脑下部、脑垂体和卵巢三者的互相作用和控制下进行的。口服避孕药和注射避孕针剂就是基于这个原理，抑制卵泡的发育成熟和排卵，起到了避孕作用。停药后，卵巢很快恢复排卵；

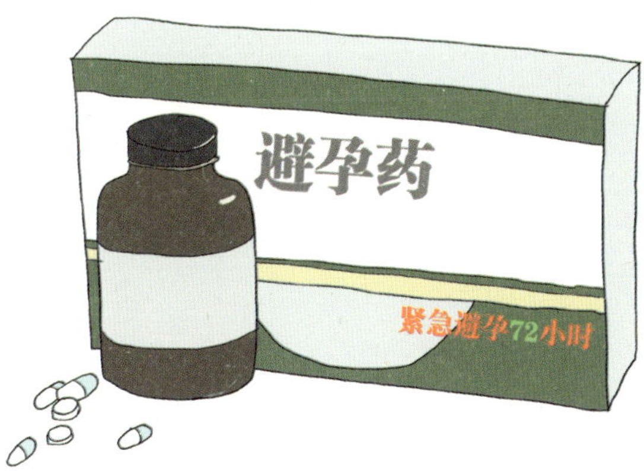

②改变子宫内膜的形态：子宫内膜在月经周期中也周期性地改变。当它受雌激素和孕激素的影响时，子宫内膜的腺体增殖，螺旋动脉增长，整个内膜层增厚，富有营养，便于受精卵着床。但是服避孕药或打避孕针以后，子宫内膜比较薄，腺体少，分泌也不好，这种发育不良的子宫内膜无法接纳受精卵着床，因此也就不会怀孕了；

③改变宫颈黏液的性质：口服避孕药或避孕针剂中的孕激素，能使宫颈腺体分泌的黏液黏稠，不利于精子通过，可以起到避孕的作用；

④改变输卵管的正常蠕动：口服避孕药和避孕针剂中的雌激素可加速输卵管运动，孕激素对输卵管上皮的纤毛和分泌细胞有一定影响，使受精卵在输卵管中加快运行，当受精卵到达子宫时，子宫内膜的发育还不成熟，不利于受精卵着床。

12 宫内节育器是怎样发挥避孕作用的

宫内节育器即节育环，如金属节育环、塑料节育环等，它可以改变子宫腔内的环境，使受精卵不能着床。新一代的节育器中有的带避孕药黄体酮，其作用是在宫腔内释放黄体酮，宫颈黏液变稠妨碍精子运行，孕酮同时还使子宫内膜萎缩，间质蜕膜化，不利于囊胚的营养和着床。带铜宫内节育器，在宫腔内长期缓慢释放的铜被子宫内膜吸收，使子宫内膜细胞代谢受到干扰，不利于受精卵着床及囊胚发育，铜还可能影响精子获能，增强避孕效果。近几年的研究认为，宫内节育器的避孕原理主要是影响受精。

13 外用避孕药具是怎样发挥避孕作用的

外用避孕药具主要有女用阴道隔膜、男用避孕套，都是通过阻止精子进入阴道或子宫腔，而达到避孕目的。

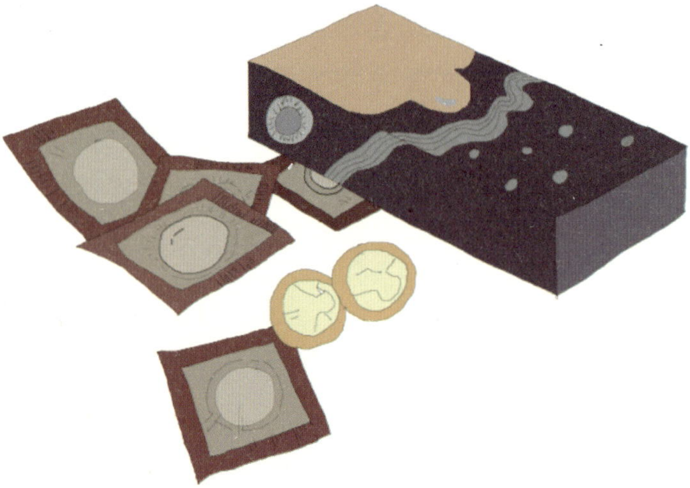

14 体外排精为什么不宜作为常规避孕的措施

体外排精方法虽然简单，也能达到一定的避孕目的，但掌握不好易导致失败受孕，这是由于射精前已有少量的精子进入阴道或抽出阴茎动作较慢，一部分精液已射入阴道，故不宜采用体外排精作为常规的避孕方法。

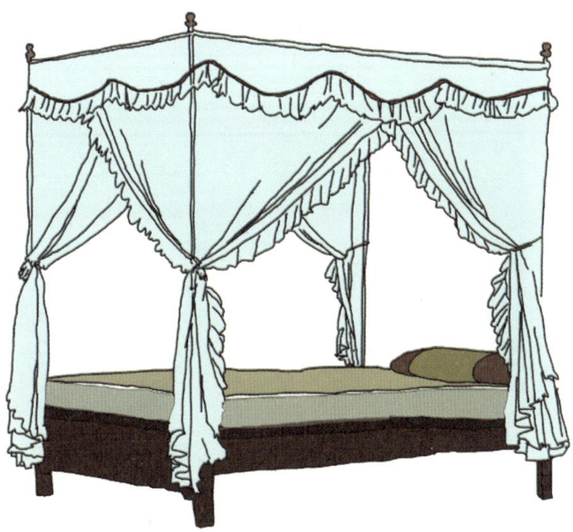

15 患病女性应采用什么方法避孕

患急、慢性肝炎和肾炎的女性最好是采用避孕套、外用避孕药，也可考虑放置宫内节育器或做男性绝育手术避孕。患心脏病的女性可用避孕套或外用避孕药，最适宜的是男性绝育方法。患肺结核病的女性可考虑采用避孕套或外用避孕药。重度贫血、月经量过多者可使用

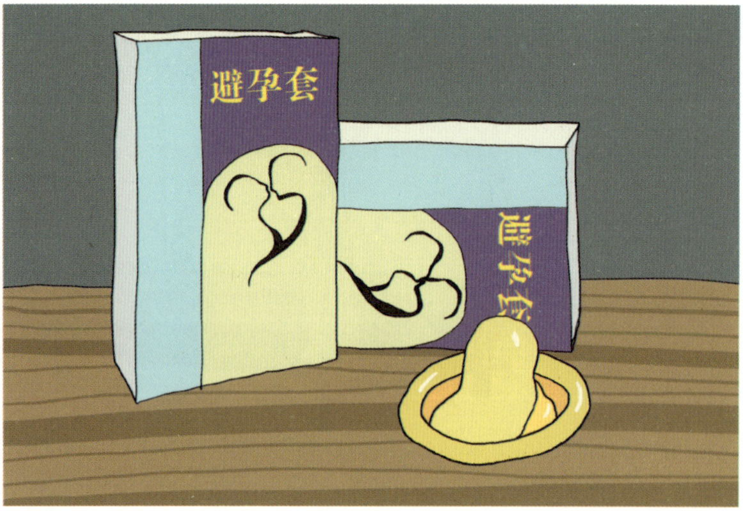

短效口服避孕药。女性患严重高血压病、乳房肿块、子宫肌瘤等病应考虑使用避孕套或外用避孕薄膜等。女性患生殖道炎症时，如盆腔炎、阴道炎、重症宫颈糜烂等，最好用口服短效避孕药或长效针剂。男方早泄或女方有性感迟缓者，最好使用避孕套。女性做剖宫产术后，应严格避孕。第二次剖宫产术后，最好同时做输卵管结扎术，以免再生育时发生子宫破裂的危险。

16 避孕套的作用有哪些

避孕套是由天然乳胶薄膜制成的一种男用避孕工具。在房事前套在阴茎上，射精时让精液排在避孕套前端的小囊内，使精子不与卵子相遇，从而达到避孕的目的。只要正确掌握避孕套的使用方法，而且每次房事坚持使用，其避孕效果是十分可靠的。因此，男用避孕套已成为世界上最常用、最无害的男用避孕工具。

避孕套除了可以避孕外，还可以预防性传播疾病，尤其对艾滋病的预防，能起到极其重要的作用。因为艾滋病的病毒主要存在于血液、精液、阴道分泌物和母乳之中，其中精液和血液中的病毒含量最高。有资料表明：如果性伴侣是艾滋病病毒感染者，一次性交的感染率不用避孕套者是用避孕套者的 10 倍，而且在艾滋病病毒感染者中，男性传播给女性的概率是女性传给男性的 17.5 倍，这与精液中艾滋病不能高度的含量较高有关。因此，男用避孕套也就成了预防艾滋病最简便、经济、有效的武器。

17 女性避孕药有哪些

女用避孕药的种类很多，常见的有短效避孕药、长效避孕药和速效避孕药。短效避孕药有极高的避孕可靠性，避孕有效率可达 99% 以上，只要按规定服药，不必担心避孕失败。除此之外，避孕药及含药的节育器还可以改善月经周期紊乱的症状，如缓解痛经、调整月经周期、减少月经量等，对女性生殖健康带来有益的影响。长效口服避孕药是一种服一次可以避孕一个月的避孕药，它具有高效、长效、使用方便的优点，但少数女性初服时可能出现头晕、恶心等症状，这种避孕药与短效相似，患有肝炎、肾炎、高血压、糖尿病及肥胖症等女性均不适用。速效避孕药又称探亲避孕药，是一种适合新婚及短期同居或夫妇分居两地探亲时服用的避孕药，它的优点是发挥避孕作用较快，故称速效避孕药。详细阅读使用说明，只有按正确的方法服用，才能达到预期的避孕效果。

18 怎样使用紧急避孕药

紧急避孕是指在没有防护的性生活或避孕失败后，在一定的时间内采取的一种紧急补救措施，以预防非意愿怀孕的发生。紧急避孕是一种临时采取的紧急方法，不适宜作为经常性的常规避孕方法。具体地讲，紧急避孕的定义是指未采取避孕措施下的房事或避孕失败后，在 72 小时内服用紧急避孕药或在 120 小时内去放置一种带铜的宫内节育器以避免怀孕。紧急避孕所采用的方法，无论在使用的时间或药物的剂量和方法上，都与常规避孕方法不同，是有一定的时间限制的，超过所规定的时间范畴，就达不到预期的目的。

19 怎样运用月经周期的安全期避孕

①日期计算法：月经规则女性排卵通常发生在下次月经来潮前14～2天为预期排卵期，排卵前、后5天为受孕期；

②基础体温测量法：有排卵周期女性体温呈双相型，排卵后较排卵前高0.3～0.5℃左右，可依此判断安全期后半期开始日，体温升高3昼夜后为安全期。基础体温测定方法为早晨醒来不起床、不活动。不说话，测口腔温度（3分钟）并记录。如是夜班工作则在连续睡眠6小时后醒来时测；

③症状－体温结合观察法：基础体温测量法和宫颈黏液观察法结合能更准确的观察排卵期，一般宫颈黏液高峰日早于基础体温升高日，两者结合能提高避孕效果。

20 如何选择避孕方法

人处于不同的时期，不但其生理状况不同，而且当时的实际想法、观点也不一样，因此，各个阶段最佳避孕方式也不同。

新婚夫妇：以男用避孕套、女服用短效口服避孕药为佳。由于新婚妇女阴道较紧，不宜上环和阴道隔膜。想在半年后怀孕的，不宜用长效避孕药（针），因为用了长效避孕药的，其停药后半年方可怀孕，否则对胎儿不利。但目前常使用的一些短效避孕药如“妈富隆”则一停药即可怀孕。探亲夫妇：以男用避孕套、女服用探亲避孕药片为佳，不宜采用安全期避孕法，因为两地分居的夫妇相逢，情绪激动，往往会“即兴排卵”或“提前排卵”，安全期推算不准，很容易导致避孕失败。哺乳期妇女：以男用避孕套，女用阴道隔膜加避孕药膏为佳；不宜用口服避孕药，因为它可影响乳汁的分泌和婴儿的生长发育。

独生子女夫妇：以女性宫内节育器为佳，如需要再生，取出宫内节育器即可。但如果不再想生育了，则以结扎术为最佳。更年期妇女：以避孕套、避孕膜、避孕栓为佳。

21 哪些女性不宜使用避孕药

患有急、慢性肝炎和肾炎的女性不宜服用。患有心脏病或心功能不良的人不能使用。有高血压的女性宜使用。有糖尿病及糖尿病家族史者不宜使用。甲状腺功能亢进的女性，在没有治愈前，最好不要使用避孕药。乳房良性肿瘤、子宫肌瘤以及各种恶性肿瘤患者不宜使用，以免对肿瘤产生不良影响。过去或现在患有血管栓塞性疾病（如脑血栓、心肌梗死、脉管炎等）者不能使用。避孕药中的雌激素，可能会增加血液的凝固性，会加重心血管疾病的病情。患慢性头痛特别是偏头痛和血管性头痛的女性宜使用，否则会加重症状。过去月经过少者，最好不要选择避孕药避孕。长期使用避孕药可使子宫内膜呈萎缩状态，更会减少月经量哺乳期女性宜使用。避孕药可使乳汁分泌减少，并降低乳汁的质量，还能进入乳汁，对哺乳儿产生不良影响。

22 上环手术后患者要注意什么

适当休息，头3天可能会出现少量的阴道出血，和白带增多现象；但可自行消失不必处理。术后要保持外阴部清洁，两周内禁止性交和坐浴，以免感染。要定期随访，分别在术后一个月、半年、一年复查一次，以后每年复查一次，检查有无脱落或异位。发现异常现象，及时请医生诊治和咨询。

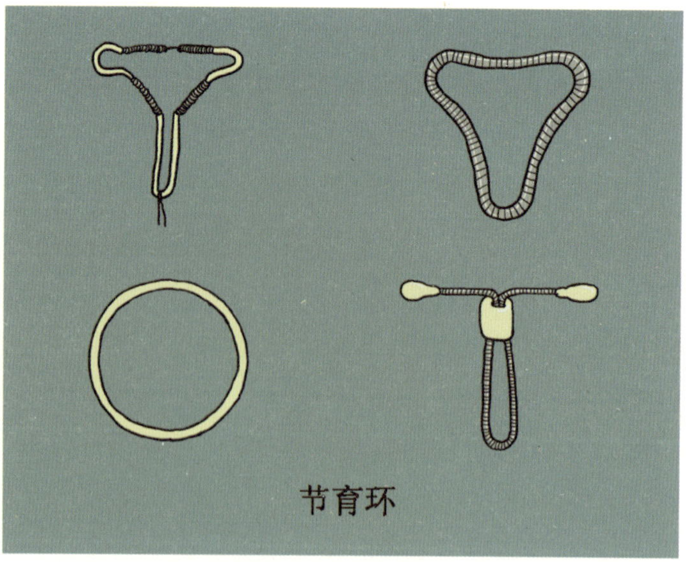

节育环

23 哪些女性不能上环

有严重全身疾患的女性，如心力衰竭、肾衰竭、重度贫血、出血性疾病和各种疾病的急性期等。急性盆腔炎、阴道炎、重度宫颈糜烂、子宫 II－III 度脱垂、宫颈口过松等生殖器宫疾病的女性。女性生殖器官发育畸形及各种生殖器官肿瘤的病人。月经过多或经期过长的女性。

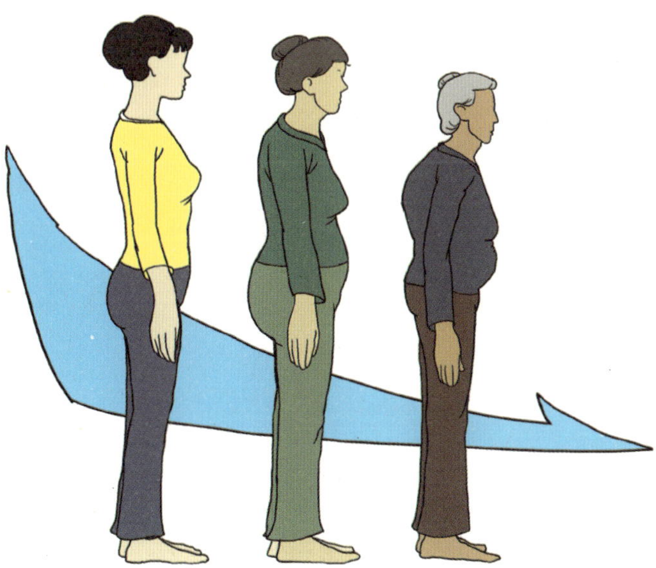

24 更年期女性是否需要避孕

女性更年期在 45～50 岁之间，随着人们生活水平的不断提高，许多女性的更年期也明显地向后推迟。此时的特点是卵巢不能按期排卵，月经紊乱，生育力减退，但又偶尔出现排卵，仍有怀孕的可能。更年期开始的早或晚持续的时间长或短，个体差异是很大的，50 岁左右怀孕和分娩的例子并不少见，由于卵子先天不足，一旦怀孕，还容易出现异位妊娠、胎儿畸形、葡萄胎等。因此，更年期女性避孕是必要的。

第十章

乳房保健

1 为什么女性要定期进行乳腺防癌普查

乳腺癌是最常见的乳房肿瘤，发病率高于子宫颈癌。因其生长部位表浅，检查较方便，容易早期发现、及时治疗，得到比较满意的效果。如发展至晚期，治疗效果往往不够满意，女性危害较大，因此定期进行乳房防癌普查十分必要。普查对象：以30岁以上女性为主要对象，可与妇科普查同时进行，乳腺癌发病年龄大多数在40～60岁，尤以45～49岁的发病率高，因此重点对象为45岁以上的女性。

2 乳房痛是怎么回事

乳房痛大致有以下几种原因引起：

①排卵期或月经前期乳房胀痛主要由性激素变化刺激乳房引起，此种疼痛是可以耐受的，不太会影响工作与休息；

②乳腺增生病引起，通常较重，有周期性变化的特点，常伴有乳房团块，常不能耐受，增生和疼痛不一定成正比，有瘤化特症时，疼痛还会减轻，但此时乳腺增生的包块会变得更硬实。如果没有周期性变化的特点，应引起重视，及时就医；

③感染性疾病引起的乳房疼痛常伴有红肿热现象，大多数是哺乳期乳腺炎以及乳头导管逆行感染性病变，通常病变部位清楚；

④胀奶（乳汁引流不畅）引起的乳房疼痛，往往表现为整个乳房胀痛难忍，原因是乳汁多排不出来引起，很容易导致乳腺炎。

3 乳房摸到无痛包块要就医吗

大多数的患者具有这样的错误认识：乳房上长个肿块，不痛不痒，能吃能睡无所谓，等长大点再去医院就诊。在这些病例中，就有乳腺癌的患者。乳房纤维腺瘤、乳腺癌等乳房疾病都有“乳房包块无痛”的特点。因此，凡是乳房上有包块又没有痛的女性应及时到医院就诊，以免延误乳腺癌的诊断和治疗。乳腺癌还具有其他一些特征，如包快块与皮肤粘连、质硬、活动性不好等。尤其是中、老年妇女更要重视乳房无痛性包块，发现这种情况要及时就诊。

4 如何鉴别乳腺良性肿瘤与恶性肿瘤

一旦发现乳房肿块，首先要鉴别该肿块是良性还是恶性，良性和恶性乳腺肿块鉴别要点如下：

乳腺良性肿瘤与恶性肿瘤的鉴别

肿瘤鉴别要点	良性肿瘤	恶性肿瘤
肿块的生长速度	缓慢	迅速
肿块的形态	规则	不规则、边界不清
肿块的大小	长到一定程度停止生长	长到巨大
肿块的数目	单发或多发	单发、也有多发者
肿块质地	软或中等硬度或韧实	硬
肿块表面光滑度	光滑	不光滑
肿块的活动度	活动度大	活动度差
区域淋巴结	无肿大	可肿大
肿块破溃坏死	无	晚期可出现

5 女孩乳房过早发育是怎么回事

在门诊工作中常常遇到一些7～8岁的女孩出现乳房发育的现象，家长忧心忡忡。一般来说这个年龄阶段的女孩还没有开始性发育，所以胸部应该是扁平的，而女孩的乳房发育可分为真性过早性乳房肥大和假性过早性乳房肥大。真性过早性乳房肥大是指乳房发育随性早熟而出现，除乳房发育外，还有外阴发育，分泌物增多，排卵、月经等，而且身高迅速增长；假性过早性乳房肥大则是卵巢功能不正常的分泌雌激素或外源性雌激素摄入过多引起。除上述两种因性早熟引起乳房发育的情况外，绝大多数女孩属于单纯性乳房发育，没有妇科方面的变化。这是因为7～8岁的女孩也会有少量雌激素的分泌，如果她们的体内雌激素水平一过性升高或乳腺对雌激素敏感性升高，则可以出现乳房发育或肥大。可以出现一侧，也可同时或先后出现，这种情况注意不要经常触摸和挤压，不需要其他的特别处理。

6 哪些原因导致乳房发育过小

乳房过小是指女性青春期后乳房发育不良形成小乳房。一般来说，单纯的乳房过小是正常的生理现象，除影响女性的曲线美（或性感）外，对健康并无妨碍。

乳房过小与激素分泌不足有很大关系；乳房大小还受种族、遗传和体质等因素的影响；体胖的人因脂肪积聚多，乳房显得充实突出，消瘦的人脂肪积聚少，乳房就显得小而平坦；患某种疾病也会影响乳房发育，如少女得了垂体前叶功能减退症，垂体性侏儒症和原发性卵巢发育不全等病症。因此，对于因疾病引起的乳房过小，应及时到医院检查治疗。

7 乳腺小叶增生病是怎样引起的

目前学术界共识是由于内分泌失调所致。比较经典病因学是，雌激素与孕激素平衡失调，表现为黄体期孕激素分泌减少，雌激素的量相对增多，致使雌激素长期刺激乳腺组织，而缺乏孕激素的保护作用，乳腺导管和小叶在周而复始的月经周期中，增生过度而复旧不全，从而导致乳腺增生病的发生。近年来许多学者认为，催乳素升高也是引起乳腺增生病的一个重要因素。此外，医学研究表明，激素受体在乳腺增生的发病过程中也起着重要的作用。

那么究竟是哪种原因导致内分泌激素紊乱呢？一般认为：神经、免疫与激素等多种因素均可造成机体各种内分泌的失衡。人生存的外部环境，工作及生活条件，人际关系，各种压力造成的神经精神等因素也可以使人体的内环境发生改变，从而影响内分泌系统的功能，进而使某一种或几种激素分泌出现异常。

8 乳腺小叶增生有哪些注意事项

首先应注意改变生活中的行为因素，从根本上防止乳腺增生病的进一步发展，如调整生活节奏，减轻各种压力，改善心理状态和饮食结构；其次要配合医生诊断和治疗。治疗乳腺增生病最好相对固定在自己信任的医生处诊治，这样有利于观察疾病的变化。由于乳腺增生病与性激素有关，所以，只有在卵巢功能或自然绝经后才会彻底痊愈，不再复发。由于乳腺增生病具有慢性过程，容易复发，且有少数人会癌变等特点，所以不必长期用药，只要适时用药控制病情发展，并且定期检查。

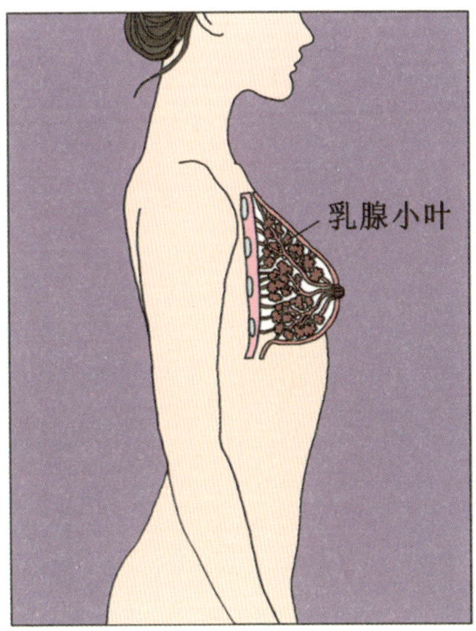

特别需要强调的是，由于乳腺增生病的复发与否和情绪关系密切，所以遇事保持良好的心态非常重要。

9 怀孕期乳房需做哪些准备

要做妈妈了，除了心理准备外，还要注意日常生活中的保健：增加营养；注意乳房卫生，天天清洗乳头、乳晕，并轻轻擦拭，使乳头的皮肤增厚，预防哺乳期婴儿吸奶吸破乳头或乳头皲列；穿戴宽松的乳罩，将乳房托起；临产时对乳房进行触摸，使初乳顺利排出。做得好的话，可防止产后胀奶，避免进一步的乳汁淤积导致乳腺炎的发生。

10 怎样做好哺乳期乳房保健

①哺乳期母亲应保证充足的营养，以满足二人生理需要，否则，可能造成少乳，影响婴儿生长发育，自身脂肪消耗过多，形体消瘦，日后乳房萎缩；

②哺乳期母亲应保持良好的精神状态，心情愉快，生活规律、睡眠充足，避免精神刺激和不良情绪的影响，而导致乳汁分泌及排泄不畅；

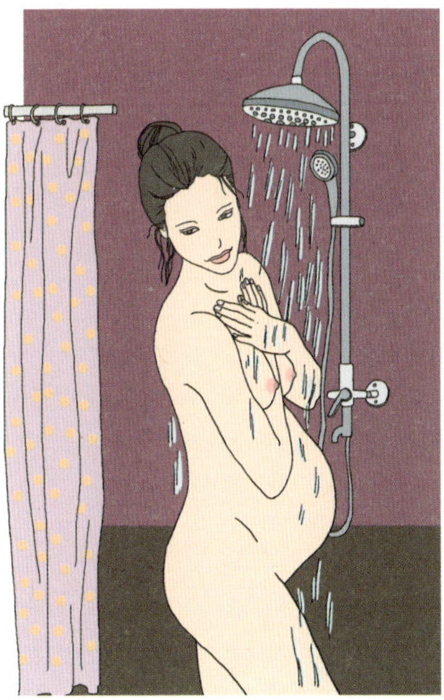

③哺乳时，左、右两侧交替进行；乳汁少，乳房小的一侧要多喂奶，达到两个乳房均等大小，并且调整到每次哺乳刚好吸尽双乳奶水时为佳，这样的话，不会因奶水多余而淤积导致感染的机会增加，也不会出现奶水不足。还可以防治过度奶水分泌导致将来乳房松弛、萎缩；

④经常按摩，牵拉奶头，使期皮肤增厚以防婴儿吸吮时造成乳头水肿或破损，避免乳腺炎的发生。出现发烧，乳房肿痛时应想到有无乳腺炎的可能，尽早处理，以防病情加重。

11 怎样做乳房的自我检查

乳腺的自查以每月一次为宜，而且应相对固定在月经周期的同一时段，一般以月经干净 2 ~4 天为宜，因为这时乳腺组织受体内各种内分泌激素的影响最小，乳腺组织比较松软，容易发现乳房内的病灶。绝经后妇女则可随意在什么时候。

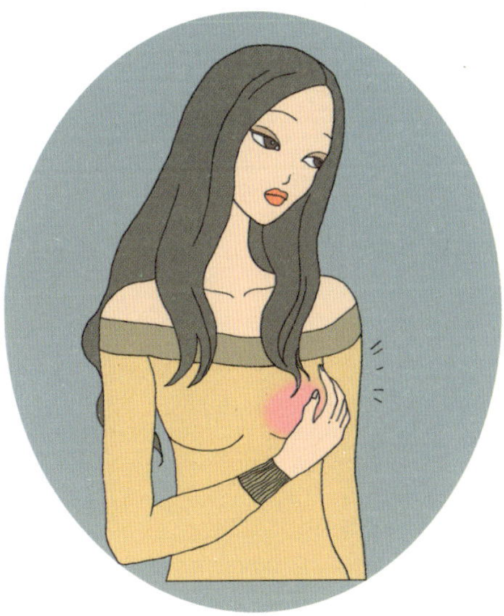

检查时首先是视诊，对照镜子观察双乳是否对称，皮肤有无凹陷，尤其是乳头有无抬高、回缩等。总之注

意观察现在和过去比较有无明显变化。接下来进行触诊，以平卧位为佳，上举被检查乳房侧上肢，用对侧手四指腹平触乳房各部位，不要抓捏乳房。最后检查乳头，牵拉一下乳头观察有无拉扯现象，挤压乳头观察有无流液等等。自查是初查，不求其很准确，但要求能观察出与以前比较有无变化，这点很重要，尤其是对有增生疾病的患者，必要到医院请专科医生诊断。

第十一章

更年期保健

1 更年期女性生殖系统有何生理变化

卵巢功能开始衰退：卵巢分泌的雌激素、孕激素分泌从总体水平上开始减少。在此期的早期，卵巢尚有卵泡发育，但发育不成熟，没有排卵，每月还来月经，但受孕机会很少。后期则为完全不排卵的月经，受精怀孕更是不可能的了，卵巢也开始萎缩变小，功能进行性下降。

月经改变：此期因卵巢无排卵而导致月经紊乱，主要表现为经期长短不一，经量多少不等，可淋漓不断到流血不止。月经周期不定，有时可有较短时间的闭经，到此期的后期，经量渐渐减少，月经稀少，直至停经。

绝经期：月经停止一般发生在45～52岁之间，我国妇女由于医疗和营养等条件的改善而有向后推移的趋势，平均49.5岁。一般认为年龄超过45岁，停经已达1年以上，则以最后一次月经期为绝经期。

绝经后期：指绝经后直至生命终止，此期卵巢功能更加衰弱，直到接近消失。绝经后卵巢的卵泡不再发育，以后卵泡逐渐减少，卵巢也变小。在更年期内，体内的雌激素一直呈下降趋势，受雌激素支持的内外生殖器官和乳房也出现退化衰老迹象。阴道黏膜萎缩、变薄，弹性降低而变得脆弱，受外力容易发生出血；糖原分泌减少，阴道酸度减少，有利于其他细菌的生长；阴道分泌物减少、润滑作用减弱，容易发生阴道炎，造成性交痛等。同时子宫也萎缩变小，尤其在绝经后期改变更加明显，乳房也变得萎缩悬垂。

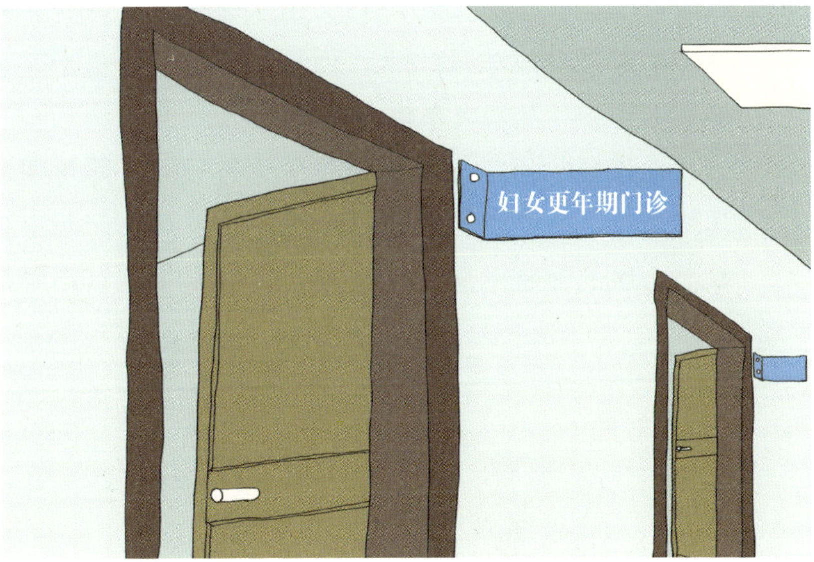

2 更年期及老年期心血管有哪些变化

更年期及老年期心血管方面的变化主要是高血压和血管硬化。在此期之前，妇女由于雌激素的保护，高血压和血管硬化发生率很低，但到了老年期，由于缺乏雌激素的保护，其发生率也大大增加。

血管硬化通常指动脉血管的粥样硬化，除可引起血压增高外，不同部位器官的动脉硬化还可引起相应的疾病。心脏的冠状动脉发生硬化，可以发生冠状动脉硬化

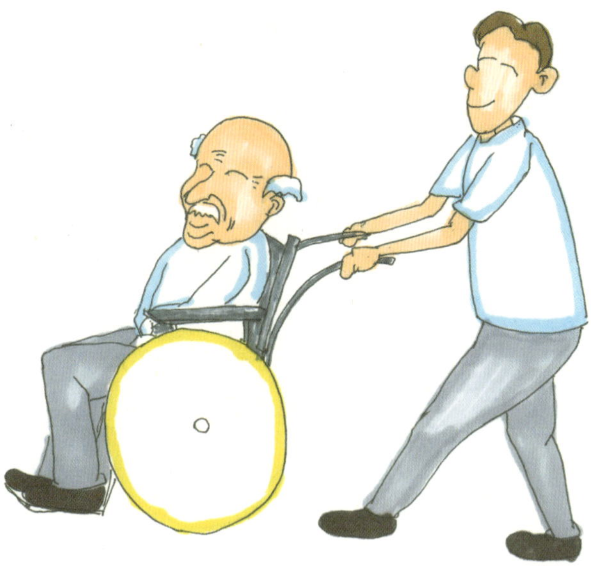

性心脏病，简称冠心病。会出现心肌供血不足、心绞痛、心肌梗死、心肌硬化等。

肾血管的粥样硬化，可引起消化不良、腹胀、便秘、腹痛。若并发血栓形成则可引起剧烈腹痛、腹胀，当发生肠管因缺血而坏死时，可出现血便、麻痹性肠梗阻，重者出现休克症状，甚至死亡。

下肢动脉发生硬化时常出现间歇性跛行，即走路时发生小腿肌肉麻木、疼痛或痉挛，但当停止行走，稍稍休息一下，又可行走，但下次行走时又可再次发生麻木或疼痛。

脑动脉发生硬化时可引起脑缺血，脑缺血可引起头晕、头痛、晕厥。长时间的脑缺血可导致脑萎缩，引起脑动脉硬化性痴呆，可出现精神变态、行为失常、智力和记忆力大幅度降低，即人们常说的“老糊涂了”。

3 如何预防更年期性功能衰退

性行为是一种人的自然本能，是和心理、社会、环境等多种因素有关的。满意的性行为是靠夫妻双方共同努力完成的，夫妻之间的感情融洽，性生活中的感情交流和彼此间的尊敬理解，对性行为都有很大的影响。绝经后的女性继续保持性要求，维持正常的性生活，可以延缓阴道和其他生殖器官的萎缩，有助于防止机体的老化。美国的一项研究报告，70 岁以上的女性仍有半数以上继续对性生活感兴趣。所以，更年期女性不必为此担心，要对自己的性能力树立信心。更年期的性行为并不随着月经的停止而停止，而是和机体的其他系统一样，是渐渐衰退的过程。

4 更年期综合征是怎样发生的

更年期是女性卵巢功能逐渐衰退直至完全消失的过渡阶段，也是女性必经的生理过程。女性在此时期月经周期虽然仍较正常，但常有卵泡发育不全，无排卵，雌激素水平偏低，而血中促卵泡素（FSH）含量较高，随着卵巢功能衰退的进展，有些患者出现更年期异常子宫出血。待到卵泡的雌激素分泌量减少到不足以引起子宫内膜脱落出血时则绝经。部分女性在此期间也可出现一系

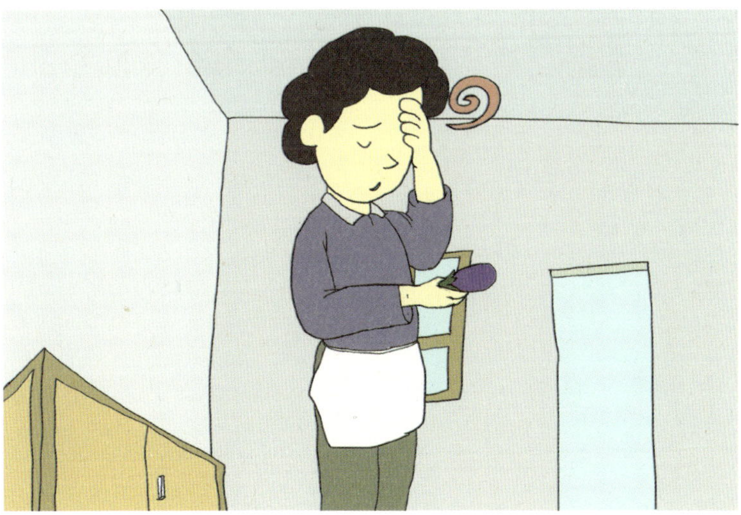

列雌激素减少所致的症状，包括自主神经功能失调的症状，称为更年期综合征。心理和社会因素也是诱发本症的原因。引起更年期综合征的原因大致可分为：自主神经失调、雌激素分泌不足、心理因素、健康教育因素。

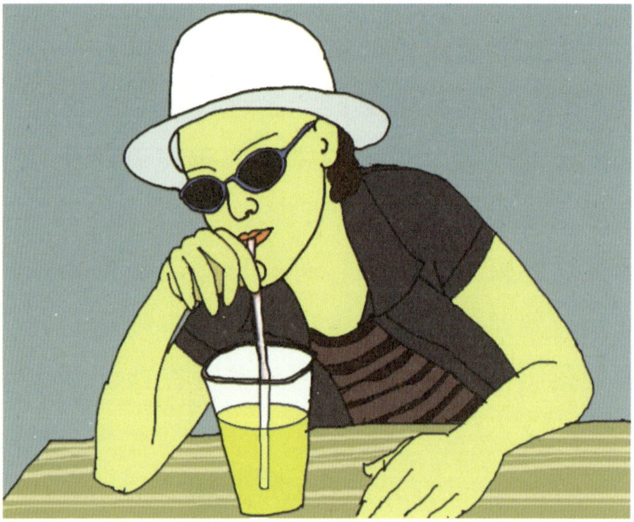

5 更年期综合征主要有哪些表现

泌尿生殖：月经紊乱、月经量增多，月经频发，淋漓不断，或者经量减少，闭经。

生殖系统：阴道干涩、性交疼痛、性欲减退、外阴瘙痒、阴道炎、外阴白斑、尿失禁、尿道炎、膀胱炎、应力性尿失禁（憋不住尿）、乳房萎缩。

心血管症状：潮热汗出，甚则汗出淋漓，连绵不断；心悸胸闷，皮肤有蚁行感，搔痒，麻木，冰冷疼痛等；血压升高，头痛眩晕耳鸣。

精神症状：记忆力减退，忧虑、抑郁、失眠、多梦、易激怒、悲观失望或焦虑不安。新陈代谢障碍：脂肪堆积于腹部、颈部、髂部形成局部性或全身性肥胖症。

骨骼系统：骨质疏松出现关节疼痛、腰背痛、腿痛、肩痛等。

消化系统：恶心、咽部异物感、嗳气（打嗝）、食欲缺乏，消化不良，腹泻，胃胀、腹胀，便秘、腹泻。

内分泌系统：常表现甲亢、甲低，容易疲劳，特发性水肿。

6 更年期综合征的预防措施有哪些

更年期是女性由性成熟期向老年期转化的一个过渡阶段，是一个生理过程。任何人，任何药物和方法都不能阻止，就像世上没有长生不老药一样。但我们通过早期补充性激素，可以延缓这个过程的发生，并使人们能顺利的通过这个阶段，预防更年期疾病的发生。其他的预防措施有：

①避免病理绝经，或者说避免早期绝经。许多疾病可导致早期绝经，如营养不良、消耗性疾病（如结核）、卵巢血液供给障碍、多次或过量接触放射线、重度生殖器感染等。对这些疾病尽早彻底治疗可以避免提前绝经、早衰早老现象的发生；

②了解更年期生理变化是一个正常的过程，只要掌握必要的保健知识，以乐观和积极的态度对待老年的来临，消除无谓的恐惧与忧虑，就能做有利于预防更年期综合征的发生，如果发生也可减轻症状，有症状也容易治疗；

③家人应了解更年期女性可能出现的症状，在一旦发生某些精神功能失调时能给予关心、同情、理解和

安慰；

④了解当地医院是否设有“女性更年期门诊”，以利于咨询、指导、治疗和随访；

⑤更年期女性最好每年进行一次体格检查，体检内容除了一般性全身各系统器官检查外，还应作妇科检查和防癌检查。

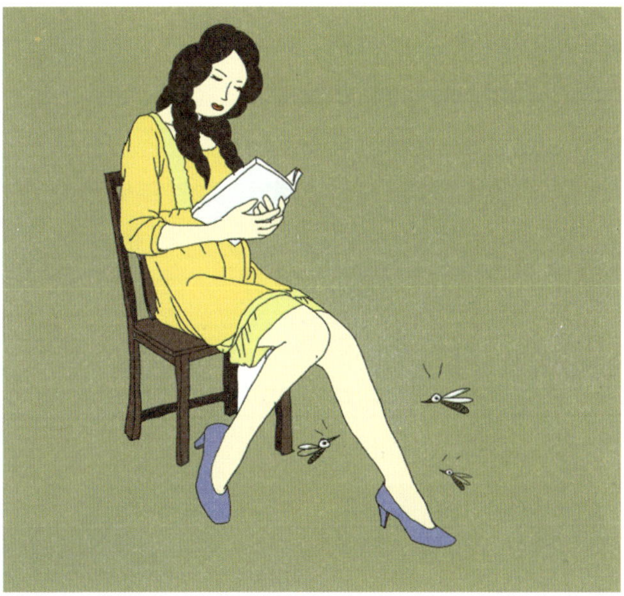

7 绝经激素治疗的禁忌有哪些

以下情况禁用激素治疗：

①已知或怀疑妊娠；

②原因不明的阴道出血；

③已知或怀疑患有乳腺癌；

④已知或怀疑与性激素相关的恶性肿瘤；

⑤患有活动性静脉或动脉血栓栓塞性疾病（最近6个月）；

⑥严重肝肾功能障碍

⑦血卟啉症、耳硬化症；

⑧脑膜瘤（禁用孕激素）。

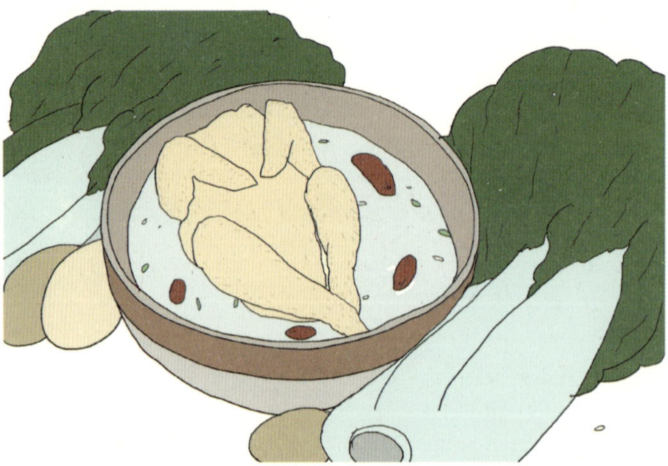

8 怎样正确使用激素治疗的给药方法

目前的药物主要是口服制剂，经皮肤吸收的雌激素皮贴副作用最小，对老年性的，因缺乏雌激素引起的外阴炎、阴道炎、尿道肉阜、外阴干涩可采取局部用药法，如用蓓美力软膏、欧维婷软膏或普罗雌烯软膏少量外阴、阴道局部涂抹，可显著改善症状。

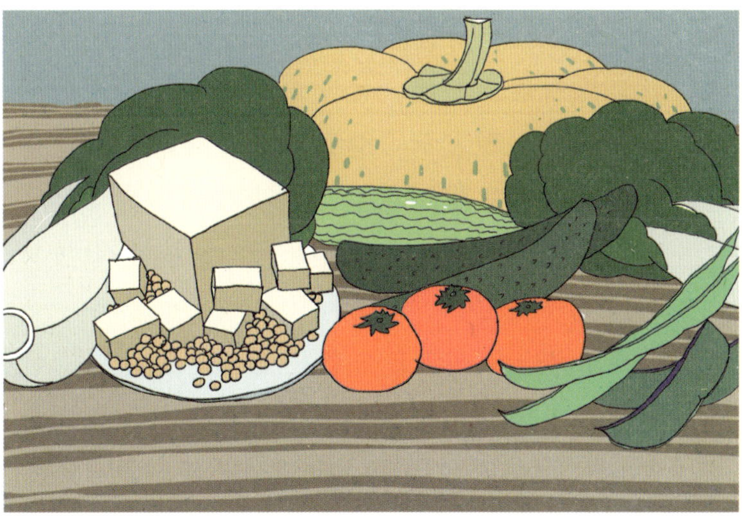

9 更年期与中老年期女性骨及骨关节有何变化

随着年龄的增加，骨骼的化学成份也要发生变化：青年人骨骼中无机物占50%，中年人为65%，老年人占80%。无机物主要是钙、磷等，其含量越大则骨骼的弹性、韧性越低，这就是为什么老年人容易发生骨折的原因。骨质疏松是老年人骨骼的改变的另一大特点。所谓骨质疏松是指单位体积的骨组织量的减少，使骨皮质变薄，骨小梁变稀疏、变细，致使骨的强度变低。骨质疏松可以在全身骨骼上发生，但以支持重力的脊柱、髋骨、四肢骨最为明显。可使脊椎变窄及成楔形而使身高逐渐缩短和出现驼背，继之可出现腰背痛（往往非放射性），也容易发生椎间盘脱出。四肢骨易在受轻微外力下发生骨折，常见的有股骨颈骨折。据统计60岁以后妇女与同龄男子发生骨折之比为10：1。

更年期或老年期骨质疏松可通过劳动和体育锻炼来预防，因此，应该提倡老人适当地、积极地、经常地进行劳动和体育活动。但活动不能剧烈，不能太用力，要安全和劳逸结合。同时在饮食中注意适当地增加蛋白质、钙盐和维生素。雌激素补充疗法可以预防及治疗骨质疏松症，疗效显著，但是需在医生的监护下使用。

10 怎样平稳度过更年期

随着人类寿命在延长，更年期后至少还有三分之一的人生路程，并不是什么“年过半百，土掩半截”，从观念中去除“老矣”二字，让自己活得更“年轻”。从以下方面去努力：

①掌握更年期保健知识，学会科学的爱护自己。充分地认识到更年期不是衰老的标志，而是开始科学保健的信号。想有一个幸福的晚年，必须重视更年期的保健；

②学习现代新理论，正确认识和掌握激素补充疗法的知识。充分认识到绝经激素治疗不是干预衰老的自然进程，而是用来有效地预防由于衰老带来的各种疾病；

③要积极参加有益的社会活动，保持心理平衡和青春活力，坚持做到一个“中心”那就是身体健康；“两个基本点”那就是家庭和睦，工作顺心；

④养成良好的饮食习惯，选择鱼、鸡、奶、豆制品等动植物蛋白，减少动物脂肪的摄入，多食蔬菜、水果和高纤维食物，坚持每晚睡前喝一杯牛奶或酸奶。合理的膳食结构是预防绝经后疾病的有效措施之一，碳水化合物摄入量应占总热量的 55 ~ 60%，注意要搭配粗粮，

特别是豆类食品。保证每天 70～100g 动物蛋白质（鱼、肉类）、250g 的奶制品、100～200g 的水果、少于 25g 油脂和 6g 盐的摄入。有条件者要坚持吃含钙成分较高的奶制品和海产品，以预防骨质疏松的发生；

⑤加强体育锻炼，每周不少于 4 小时，每天不少于 30 分钟。适度的体育锻炼可以降低血浆中胆固醇和甘油三酯的含量，调节神经和呼吸功能，促进机体代谢和血液循环，使脑细胞得以充足的营养和氧气，防止衰老；

⑥坚持每年一次体格检查。

图书在版编目(CIP)数据

常见妇科病防治常识/张莉,闫锦秀主编.
——南昌:江西科学技术出版社,2016.3
ISBN 978-7-5390-5578-7

Ⅰ.①常…　Ⅱ.①张…　②闫…　Ⅲ.①妇科病-防治　Ⅳ.①R711

中国版本图书馆 CIP 数据核字(2016)第039616号
国际互联网(Internet)地址:http://www.jxkjcbs.com
选题序号:ZK2015293
图书代码:D16006-102

常见妇科病防治常识

主编/张莉　闫锦秀
责任编辑/范春龙
出版发行/江西科学技术出版社
社址/南昌市蓼洲街2号附1号
邮编/330009　电话/(0791)86623491　86639342(传真)
经销/各地新华书店
印刷/江西千叶彩印有限公司
版次/2016年3月第1版
2017年2月第2次印刷
开本/787mm×1092mm　1/16　9.75印张
字数/100千字
书号/ISBN 978-7-5390-5578-7
定价/28.00元
赣版权登字-03-2016-97